TRAITEMENT

DES

MALADIES DES YEUX

TRAITEMENT

DES

MALADIES DES YEUX

NOTIONS PRATIQUES

PAR

LE Dʳ A. TROUSSEAU

MÉDECIN DE LA CLINIQUE NATIONALE DES QUINZE-VINGTS

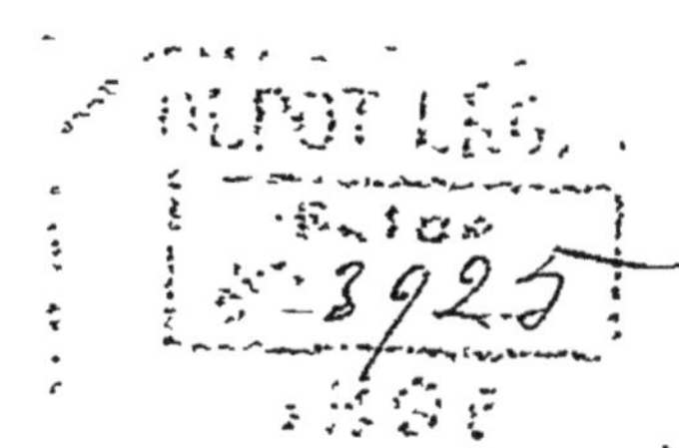

PARIS

OCTAVE DOIN, ÉDITEUR

8, PLACE DE L'ODÉON, 8

—

1895

AU LECTEUR

En quelques pages j'ai essayé de fixer le traitement des affections oculaires les plus fréquentes, de celles que tous ont à soigner dans la pratique. Rejetant toute vue théorique, toute méthode douteuse, tout détail inutile, j'ai surtout visé à la clarté et à la simplicité.

A. TROUSSEAU.

Juin 1895.

TRAITEMENT

DES

MALADIES DES YEUX

NOTIONS GÉNÉRALES
DE THÉRAPEUTIQUE OCULAIRE

Modes d'application des traitements.

Avant d'aborder l'étude du traitement particulier à chaque affection oculaire, je veux insister sur quelques notions générales, indispensables au praticien soucieux d'appliquer utilement les divers agents thérapeutiques que j'aurai à recommander dans le cours de ce livre. J'espère éviter ainsi de fastidieuses redites.

Quelle que soit l'affection du segment antérieur du globe oculaire qu'on ait à traiter, on doit indiquer au malade :

1° Un traitement local, le plus important :

2° Un traitement général ;

3° Quelques précautions hygiéniques.

Traitement local. — Je ne parlerai que des moyens locaux le plus souvent usités, compresses et irrigations, collyres ou pommades, cautérisations. J'ajouterai quelques mots sur l'asepsie oculaire.

A. *Compresses et irrigations.* — Les compresses ont pour but, tout en assurant l'asepsie ou au moins la propreté rigoureuse de l'organe, de modifier ses conditions de vascularisation, de température.

Elles ont une action plus régulière et plus persistante que les simples lavages ; elles peuvent être employées isolément ou concurremment avec des irrigations intra-palpébrales.

Quand l'œil, ou plutôt quand ses annexes ne laissent échapper aucune sécrétion, et qu'il n'y a qu'à régler une circulation locale, la compresse seule sera prescrite. La présence du muco-pus, du pus véritable, obligera à y joindre des irrigations qui, pour être efficaces, devront agir sur la conjonctive même.

Les médecins sont souvent embarrassés pour indiquer exactement le degré de température qui convient aux liquides qu'ils recommandent.

D'une manière générale le froid (0° à 14°) réussit dans les affections conjonctivales, tandis que la chaleur (37° à 38°) convient dans les affections palpébrales et cornéennes.

Quel sera le mode d'application des compresses ? — Si elles doivent être *froides*, on versera la solution dans un bol (qui contiendra quelques fragments de glace, si la température de 0° est réclamée); puis on prendra deux épaisses galettes de coton hydrophile ; trempant l'une dans le bol, on l'y laissera pendant que l'autre, préalablement imbibée, sera appliquée sur l'œil un peu entr'ouvert, le malade étant couché sur un lit, sur un canapé ou la tête renversée tout à fait en arrière dans un fauteuil. Avant que la compresse en usage ne commence à s'échauffer et à sécher, c'est-à-dire ordinairement au bout de deux ou trois minutes, on la remplace par celle qui est restée dans le bol. En alternant ainsi, on obtient une température constante et un degré d'humidité satisfaisant, surtout si on a soin de ne pas recouvrir le linge de taffetas gommé, ce qui empêcherait une évaporation régulière. S'il existe une sécrétion suffisante pour souiller le coton, chaque morceau sali devra être jeté aussitôt ; l'application des compresses, à moins d'indications particulières, doit être faite quatre à cinq fois par jour, pendant un quart d'heure chaque fois. Afin d'habituer de nouveau l'œil à la température ambiante et de ménager une transition, après chaque opération on laisse en place la dernière compresse jusqu'à ce que l'équilibre thermique soit atteint.

Si les compresses doivent être *chaudes*, il faut agir comme précédemment, mais en portant la solution à 38° au moyen du bain-marie, et en maintenant sur l'œil, à l'aide d'un bandeau, le coton recouvert de taffetas gommé. La nuit un léger tampon d'ouate hydrophile, d'une application plus simple, remplacera les compresses chaudes.

. Pour éviter que les solutions employées irritent la peau des paupières et des régions voisines, il est bon d'enduire celles-ci de vaseline ou de glycérine neutre de Price.

Les liquides en usage il y a quelques années étaient l'eau de guimauve, de plantain, de laitue, l'eau de rose... Aujourd'hui on se sert, à moins d'indication d'un topique particulier, d'une solution antiseptique ou aseptique spécialement d'eau boriquée à 4 pour 100.

Lorsqu'on doit pratiquer une *irrigation oculaire*, on renverse en arrière la tête du patient, l'inclinant du côté malade, et, écartant les deux paupières avec le pouce et l'index de la main gauche, on fait couler entre elles, au niveau de l'angle interne, un long filet de liquide obtenu en pressant de la main droite un tampon d'ouate hydrophile largement imbibé par la solution ; le liquide, après avoir balayé la conjonctive et le globe oculaire, s'écoulera par l'angle externe et pourra être reçu dans un vase approprié.

J'insisterai en bon lieu sur la façon de faire les grandes irrigations qu'on emploie pour obtenir une désinfection plus complète de la conjonctive.

B. *Collyres.* — Les collyres doivent être con-
servés dans de petits flacons de 5 grammes, afin
qu'il n'en soit pas fait une trop grande provision
et d'éviter ainsi leur altération.

Le flacon sera bouché à l'émeri par un compte-
gouttes à demeure, qui assure une fermeture her-
métique, une asepsie rigoureuse, et se trouve
ainsi toujours à la portée de l'opérateur.

Chaque fois qu'on se sera servi d'un compte-
gouttes, on le lavera avec une solution chaude
antiseptique.

Pour instiller un collyre il faut renverser en arrière la tête du malade, ectropionner légèrement
la paupière inférieure et laisser tomber la goutte
dans le cul-de-sac. Si le malade résiste et si on a
quelque difficulté à vaincre le spasme qu'il oppose, on se bornera à placer dans l'angle interne
le liquide qui, si on maintient la tête renversée,
ne tardera pas à pénétrer dans l'œil, le patient
abandonné à lui-même cherchant naturellement
à entr'ouvrir les paupières.

Comme collyres on emploiera les mydriatiques
(atropine, duboisine, cocaïne, etc.) et les myotiques (ésérine, pilocarpine), à la dose de 2 à 5 centigrammes de substance active pour 5 grammes
d'eau bouillie. Voici les principaux sels à préférer : sulfate neutre d'atropine et de duboisine.
chlorhydrate de cocaïne, salicylate d'ésérine, nitrate de pilocarpine. Tous ces collyres s'altèrent
aisément; on évite cet inconvénient en les faisant

préparer avec de l'eau bouillie, en y ajoutant un milligramme de sublimé et en ne rejetant jamais dans le flacon l'excès de liquide contenu dans le compte-gouttes.

Pour amener l'*anesthésie* de l'œil on se sert du collyre au chlorhydrate de cocaïne, à la dose de 25 centigrammes pour 5 grammes. Il suffit d'en mettre 2 ou 3 gouttes directement sur la cornée pour obtenir, au bout de 3 à 5 minutes, le résultat souhaité.

J'ai démontré que la cocaïne n'agissait guère sur les yeux enflammés.

Pour les opérations sur le globe oculaire même (strabisme, énucléation) ou sur les paupières, il faut faire des injections profondes avec la solution à 1 gr. pour 100.

Les *collyres métalliques*, sulfate de zinc, de cuivre, nitrate d'argent et surtout le sous-acétate de plomb ont des inconvénients dépassant les faibles avantages que certains leur attribuent.

Les liquides astringents (sulfate de zinc, etc.) ne doivent guère être ordonnés qu'en compresses ; les liquides caustiques (nitrate d'argent, p. ex.) doivent surtout être appliqués avec un pinceau directement sur la muqueuse conjonctivale.

C. *Pommades*. — Les pommades peuvent être mises dans l'œil comme collyres, comme irritants, comme topiques ou antiseptiques.

Comme *collyres*, elles seront formées des alcaloïdes mydriatiques ou myotiques, incorporés à la vaseline aux mêmes doses que les collyres aqueux.

Comme *irritants*, on emploie des pommades mercurielles, calomel, oxyde jaune d'hydrargyre, à la dose de 10 à 25 centigrammes pour 5 grammes de vaseline.

Comme *topiques* on se sert de pommades salolée. boriquée, iodoformée à la dose de 1 gramme de substance active pour 10 grammes d'excipient.

Pour appliquer une pommade, on fait regarder le malade en haut et on renverse la paupière inférieure avec l'index de la main gauche, on introduit alors dans le cul-de-sac inférieur un pinceau chargé de la matière médicamenteuse sans craindre de blesser l'œil, puis on abandonne à eux-mêmes les voiles palpébraux qui, se fermant spontanément, expriment le pinceau et retiennent la pommade.

D. *Cautérisations.* — Je veux seulement parler ici des cautérisations qu'on pratique pour le traitement des conjonctivites graves (purulente, granuleuse). Je suis partisan résolu de l'emploi des solutions caustiques, étendues au pinceau sur la muqueuse, je les crois préférables aux crayons et surtout aux collyres.

Pour agir utilement, le pinceau blaireau, bien aseptique et personnel au malade, chargé de liquide et légèrement exprimé, doit être promené sur la muqueuse palpébrale sans timidité et atteindre les culs-de-sac bien développés.

On doit donc être à même de retourner convenablement les paupières du patient.

Je vais insister sur cette petite manœuvre. Avant de la tenter il sera bon d'essuyer les paupières et de débarrasser les cils du pus qui peut s'y être attaché; ainsi les doigts auront plus de prise et ne glisseront pas. *Pour retourner la paupière supérieure*, on saisira d'une main les cils ou même le bord libre de l'organe, on l'abaissera légèrement en l'attirant en avant, pendant que de l'autre main on appuiera le manche d'un stylet ou d'un pinceau sur le sillon orbito-palpébral; on n'aura plus qu'à faire basculer la paupière. *Pour retourner la paupière inférieure* on placera l'extrémité de la pulpe de l'index le plus près possible du bord ciliaire, qu'on abaissera légèrement en enfonçant doucement cette extrémité entre le globe oculaire et le rebord orbitaire. Les deux paupières peuvent être maintenues retournées simultanément au moyen de l'index et du pouce gauches, appuyés sur la face conjonctivale des bords ciliaires supérieur et inférieur. Dans cette situation la main droite est libre et prête à agir avec le pinceau.

E. *Asepsie.* — Les agents les plus souvent employés pour la réaliser sont : les solutions d'acide phénique à $1/2$ pour 100, d'acide borique à 4 pour 100, de sublimé à 1 pour 5.000.

L'eau phéniquée est souvent irritante pour l'œil et dans les cas où on ne tient pas à une action particulière, mieux vaut lui préférer la solution boriquée, parfaitement tolérée.

Le pouvoir microbicide de ces deux liquides est bien inférieur à celui du sublimé qui, à la dose que je recommande ici, est aussi actif que possible et ne se montre jamais irritant si on a soin de ne pas alcooliser et de bien filtrer la solution préparée avec de l'eau distillée et qui sera employée fraîche.

L'œil sera aussi aseptique que possible quand ou aura lavé et frotté soigneusement la peau des paupières et les bords ciliaires, et qu'on aura irrigué toute la surface conjonctivale, culs-de-sac compris. Dans ce but on a construit des laveurs spéciaux.

En cas de perte de substance (traumatisme, ulcération, plaies, opérations portant sur le globe oculaire), on compose un excellent *pansement aseptique* avec :

1° Une rondelle sèche de lint boraté ou salycilé ou préparé au sublimé, ou un morceau de simple gaze stérilisée, appliqué directement sur l'œil ;

2° Un tampon sec d'ouate hydrophile ou boriquée ou salicylée ;

3° Une bande de tarlatane mouillée ou de tricot spécial.

Traitement général. — Il va sans dire qu'il variera avec la cause de l'affection.

Aux enfants lymphatiques on donnera l'huile de foie de morue, les préparations iodées, l'arsenic ; on recommandera les bains salés chauds pris à domicile ou mieux le séjour à la mer.

Je n'insiste pas sur le traitement général applicable aux affections d'origine rhumatismale, syphilitique, etc. Il y a nécessité à soutenir les médications locales.

Quand l'affection oculaire revêt un caractère douloureux, on se sert avec avantage du sulfate de quinine, de l'antipyrine, du chloral, des injections de morphine, d'application de sangsues à la tempe ou à l'apophyse mastoïde, de frictions belladonées, faites au pourtour de l'orbite.

Que dirai-je des bains de pied, sinapismes, sétons, ventouses, vésicatoires, etc.? Je suis à l'égard de ces divers moyens d'un scepticisme complet.

Les purgatifs sont en général sans grande action sur les affections oculaires ; mais, vu leur innocuité et quelques avantages restreints, on permettra au patient leur emploi, qu'il réclame fréquemment.

Précautions hygiéniques. — Aux malades il faut recommander une propreté minutieuse de l'organe atteint, dont l'affection est aggravée par les frottements intempestifs, le contact des poussières, les congestions céphaliques (cris, chants, exercices violents), la fumée du tabac, le séjour dans l'air confiné.

L'œil souffrant doit éviter toute fatigue, ne se livrer à aucun travail. Il sera protégé, dans des cas bien déterminés, sur lesquels je reviendrai plus loin, par des lunettes bombées, légèrement fumées. On ne tolérera le bandeau que lorsqu'il y aura perte de substance, perforation de la cornée ou menace d'infection. Cet appareil si populaire est souvent plus nuisible qu'utile. J'insisterai dans le chapitre suivant sur ses indications et contre-indications.

Le bandeau en ophtalmologie.

Malgré la banalité apparente du sujet, je me crois autorisé à dire quelques mots de l'emploi du bandeau sur les yeux malades ou opérés.

Cet appareil est ordonné, en général, tout à fait au hasard ; il y a peu de praticiens qui, en présence d'une inflammation quelconque de l'œil, ne conseillent immédiatement de couvrir l'organe d'un bandeau.

J'espère démontrer que cette façon de faire est non seulement inutile, mais encore dangereuse dans un certain nombre de cas.

Voyons d'abord quel est le mode d'action du bandeau :

Il a sur la partie enveloppée plusieurs effets bien déterminés. Il la met à l'abri du contact de l'air, de la poussière, de la lumière ; il exerce sur elle une certaine compression et l'entretient à une température plus élevée que les régions voisines.

A première vue on aurait tendance à croire qu'il

n'y a là que des avantages ; mais toutes les affections oculaires ne craignent pas le contact de l'air et de la lumière, toutes ne se trouvent pas bien de la compression et d'une température élevée.

Je ne suis pas, comme on pourrait le croire par ce début, l'ennemi juré du bandeau ; je cherche seulement à prouver qu'il a comme toute méthode ses indications et ses contre-indications. Une certaine délicatesse est nécessaire dans son maniement, même lorsqu'on en juge l'emploi indispensable.

Les défauts de l'appareil tiennent à ses qualités. Soustrayant l'œil à l'air et à la lumière, il rend l'organe sensible au dernier point et intolérant pour ce que je ne craindrais pas d'appeler son milieu naturel.

Qui n'a vu à nos consultations hospitalières cet enfant guidé par sa mère, marchant la tête basse, les yeux bandés ? Le bandeau à peine enlevé, comme il fuit la lumière, quels cris il pousse, quelle lutte il engage avec le médecin, quelle stricture intense des paupières il oppose à toute exploration ! Tellement qu'il faut employer l'écarteur pour pouvoir poser le diagnostic de l'affection oculaire. L'enfant a pris l'horreur du jour et je ne crains pas de l'affirmer, il doit cet état à l'emploi peu judicieux du bandeau autant qu'à la kératite que nous venons de lui reconnaître.

Je ne nie pas que l'origine du blépharospasme soit la phlegmasie cornéenne ; mais je prétends que ce spasme a été entretenu et augmenté par la compression.

Il y a pour cela deux raisons. Voici la première : le bandeau amène rapidement un certain degré d'entropion, il pousse les cils vers le globe oculaire, les force à frotter sur le bulbe qui s'irrite davantage et réagit dans une violente constriction de la paupière, encore augmentée par le séjour forcé des larmes et des produits de la sécrétion conjonctivale, que le bandeau ne laisse pas écouler au dehors.

Pour mettre en relief le deuxième motif, j'emploierai une comparaison. Quel est l'individu qui, sortant d'une pièce obscure et se trouvant subitement dans une salle brillamment éclairée, ne s'est trouvé ébloui et n'a cherché pendant quelques instants à fuir la grande clarté? Eh bien! le malade abrité par un voile se trouve dans une situation analogue : dès qu'il est rendu à la lumière, il fuit celle-ci et réclame la protection du bandeau, auquel il doit en partie ses maux. Aussi observons-nous souvent ce phénomène : un malade guéri de son affection cornéenne continue à ne pouvoir supporter la lumière du jour, contre laquelle il veut un abri, qu'on devra lui refuser si l'on ne tient à éterniser cette situation.

Mais, m'objectera-t-on, ce sont là des vues théoriques, et les malades réclameront toujours un appareil qui les soulage. Je répondrai que depuis que j'ai supprimé le bandeau de ma pratique dans les kératites, je n'ai presque plus jamais à exécuter d'opérations contre le blépharospasme et que les guérisons sont beaucoup plus rapides. Les premiers jours sont assez durs à passer ; mais le soulagement qui survient les jours suivants, la facilité avec laquelle les malades supportent la lumière, compensent largement la peine primitive. Je suis arrivé à cette façon de faire par l'expérience. Je laissais un œil couvert et un œil découvert alors que je constatais des lésions cornéennes

un blépharospasme identiques sur les deux yeux que je traitais de même façon. Or, voilà qui est concluant, la lésion et le spasme cédaient beaucoup plus rapidement sur l'œil découvert.

Ceci s'est vérifié sur un nombre si considérable de malades que c'est pour moi aujourd'hui un article de foi.

On pourrait m'opposer le manque de protection de l'organe souffrant lorsqu'on supprime le bandeau ; mais ne peut-on employer des lunettes bombées légèrement teintées, qui ne compriment pas le globe et laissent pénétrer les rayons du jour à peine atténués ? Je repousse les lunettes fortement fumées pour les motifs déjà indiqués et ceux que je développerai plus loin.

En somme, dans les kératites, dans les affections de l'œil externe, où il n'y a pas perte de substance ou infection microbienne, je proscris le bandeau et je ne place sur l'œil *par moments seulement* que des compresses servant de topiques. Pour faire saisir, sans trop insister, les indications et contre-indications du bandeau, je prendrai des exemples.

Dans les affections où il existe une abondante sécrétion (ophtalmie purulente), le bandeau, qui enfermerait le loup dans la bergerie, est contre-indiqué et doit être remplacé par des irrigations fréquentes et des compresses antiseptiques appliquées de temps en temps.

Dans l'iritis au contraire, où il n'y a ni sécrétion ni grande tendance au blépharospasme et où la chaleur soulage énormément le malade, le bandeau sera recommandé.

Quand il y a perte de substance ou infection de la cornée, traumatisme ou opération oculaire, le bandeau est utile, mais seulement parce qu'il sert à maintenir sur l'œil des pansements antiseptiques, et encore devra-t-il être supprimé aussitôt que possible.

Je pense que cet appareil complique les suites opératoires en entretenant une hyperhémie conjonctivale, une irritation de l'œil hors de proportion avec le traumatisme subi. Sans aller jusqu'à la pratique de certains oculistes américains, qui ne mettent jamais de bandeau sur les yeux des opérés de cataracte, j'ai considérablement abrégé les ennuis de mes malades en leur enlevant le bandeau du quatrième au sixième jour après l'opération. A ce moment la plaie est suffisamment coaptée, et c'est merveille de voir l'œil non injecté supporter vaillamment la lumière.

Privons donc le moins possible l'œil de cette lumière qui est, comme je le disais plus haut, son milieu naturel, et n'oublions pas ce que rapporte André du Laurens dans son traité de 1611 sur l'art de conserver la vue : « *Denis, tyran de Sicile,* dit-« il, *aveuglait ainsi tous ses prisonniers ; car les ayant* « *enfermés dans une cachotte obscure, les faisait tout* « *soudain conduire en un lieu bien clair et perdaient* « *tous la vue.* »

Des verres teintés.

L'œil ne doit donc pas être soustrait longtemps à l'action de la lumière, son milieu naturel. J'ai déjà démontré l'influence néfaste du bandeau appliqué à tort sur certains yeux malades. Je vais prouver qu'il faut user de grandes précautions dans l'ordonnance des verres fumés ou bleutés. Quand l'organe visuel souffre d'affections phlegmasiques aiguës ou subaiguës, les verres protecteurs rendent les plus réels services en l'abritant contre les petits traumatismes extérieurs, les rayons lumineux intenses. D'autre part, beaucoup de malades se plaignent trop facilement d'être gênés par la lumière et beaucoup de médecins se laissent trop aisément aller à leur prescrire le port des verres fumés, ou à en autoriser l'usage en dehors de toute indication thérapeutique confirmée, de toute constatation d'une maladie inflammatoire de l'organe. Le patient est momentanément soulagé ; mais lorsqu'il veut quitter ses lunettes, il ne peut supporter la lumière du jour qui l'éblouit plus que jamais, et se hâte de reprendre les verres pour retrouver le milieu assombri auquel il s'est habitué. Il se produit là un effet analogue à celui qu'éprouve un individu qui sort d'un endroit obscur et se trouve subitement au contact de la clarté du soleil. Il faut donc considérer les verres teintés comme de vrais médicaments, et n'en user qu'avec les précautions voulues. Pas plus qu'on ne permettra l'usage de la morphine, de la cocaïne, de l'antipyrine à des malades qui se plaindront de douleurs vagues peu accentuées, on ne devra autoriser le port de verres obscurs chez des sujets simplement gênés par la lumière. Les opticiens ont la fâcheuse habitude de délivrer, comme simples protecteurs contre la poussière des grandes routes ou des voies ferrées, des verres colorés, alors que des verres blancs ou à peine teintés rempliraient, avec de moindres inconvénients, un but analogue. Beaucoup des verres ainsi vendus ont un véritable foyer, ne sont pas neutres et fatiguent réellement les yeux ; d'autres contiennent des rayons lumineux nuisibles pour la rétine.

C'est surtout chez les névropathes que les verres colorés, même de bonne qualité, doivent être prescrits avec la plus grande circonspection, et ce fait ést d'autant plus utile à mettre en relief que ce sont, souvent, des sujets entachés de nervosisme qui sollicitent l'emploi de ces verres ou s'en munissent sans autorisation médicale. Je rencontre à chaque instant, dans la pratique, des individus qui portent des lunettes bleues ou noires depuis des mois et des années sans motif plausible, et qui déclarent ne pouvoir s'en passer un seul instant.

Ce n'est donc pas sans raison que je recommande de ne pas prescrire les verres teintés d'une façon banale. Il y aura toujours avantage à ordonner comme protecteurs des verres blancs, ou à peine teintés, de n'indiquer contre les phlegmasies oculaires, et après les opérations, que des verres de teinte moyenne, pas trop foncée, et de ne les faire garder au malade que le temps strictement nécessaire.

Pour des motifs analogues à ceux que j'ai développés plus haut, on ne devra pas abuser de la chambre noire, si chère à quelques oculistes. Je ne soumets jamais mes malades ou mes opérés à ce supplice.

Quelques mots sur la teinte qui convient aux conserves compléteront utilement cette petite note. L'accord ne paraît pas encore fait sur ce point parmi les auteurs. Les verres rouges, violets, verts, sont pourtant, aujourd'hui, universellement condamnés. Trois teintes se disputent la faveur des ophtalmologistes : le bleu, le jaune et la teinte fumée neutre.

Les verres bleus sont faits avec le bioxyde de

cuivre ou l'oxyde de cobalt qui est préférable Ils laissent passer peu de rayons orangés, jaunes et verts, mais beaucoup de rayons rouges et violets : on sait que ce sont ces derniers rayons du spectre qui ont le moins d'intensité lumineuse avec les rayons bleus. Les verres au cobalt contiennent peu de rayons caloriques et chimiques : ils peuvent donc trouver leur emploi.

Fieuzal a chaudement recommandé l'usage d'une teinte jaune mêlée de bleu et de noir de fumée, qui ne fatigue nullement la rétine, empêche l'éblouissement sans diminuer la clarté et sans altérer notablement le contour des objets. On a reproché à ces verres l'aspect qu'ils donnent à la physionomie ; c'est évidemment la seule chose qui ait empêché leur emploi de se généraliser.

Les verres neutres ou fumés sont à base d'oxyde de fer, de cuivre et de cobalt ; ils diminuent l'intensité lumineuse et rendent les objets moins distincts. Ils ont sur les autres verres l'avantage de ne pas changer la coloration des objets et de ne pas donner naissance à des teintes complémentaires. La fabrication de ces verres est difficile, et le commerce se plaît à répandre quantité de verres défectueux dont la coloration n'est pas uniforme ou dont la teinte grise est nuancée de violet ou de jaune. Ceux-ci doivent impitoyablement être refusés.

En résumé, je donne la préférence aux verres de Fieuzal, quand la question de coquetterie n'est pas en jeu, ou aux verres neutres fumés, sans mélange de violet ou de jaune, de bonne qualité et de teinte regulièrement uniforme.

Qu'on n'oublie pas, surtout, que les verres teintés doivent être considérés comme des auxiliaires thérapeutiques, et ne jamais être prescrits sans motif valable.

Une boîte d'instruments.

Les médecins qui ne veulent pas se consacrer exclusivement à l'ophtalmologie ou pratiquer les grandes opérations trouveront peut-être utile l'indication que je vais donner des instruments spéciaux, indispensables au praticien décidé à prêter assistance aux patients atteints des affections les plus ordinaires.

Une boîte d'instruments réduite à sa plus simple expression devra se composer de :

1° Un blépharostat externe;

2° Deux releveurs des paupières, un moyen et un petit;

3° Une pince à fixer à mors en caoutchouc;

4° Une pince de Desmarres (pour chalazion);

5° Une pince à épiler, dite pince à cils;

6° Un petit bistouri;

7° Un scarificateur de Desmarres;

8° Un couteau lancéolaire coudé à arrêt de moyenne dimension;

9° Une aiguille à corps étranger;

10° Une paire de petits ciseaux courbes à pointes mousses;

11° Une paire de ciseaux droits à pointes mousses;

12° Un couteau de Weber;

13° Un couteau de Stilling;

14° Un stylet conique à dilater les canalicules lacrymaux;

15° Six stylets lacrymaux n°s 2 et 4;

16° Une sonde creuse n° 4 pour les irrigations dans le canal lacrymal;

17° Une seringue en caoutchouc pour injections dans les voies lacrymales.

Je n'ai parlé à dessein ni de la pince à disséquer, ni des fils de soie phéniquée, ni des aiguilles à sutures, ni des pinces hémostatiques que tout médecin doit posséder.

Quelques pinceaux-blaireaux, un crayon mitigé, un crayon de sulfate de cuivre, un laveur des culs-de-sac conjonctivaux compléteraient utilement cet outillage.

Pour être en mesure de pratiquer certaines cautérisations ignées, si on n'est pas muni d'un galvano-cautère, il faut faire ajouter au thermo-cautère une pointe fine construite spécialement pour les opérations oculaires.

MALADIES DE LA CONJONCTIVE

Conjonctivites.

Les inflammations de la conjonctive peuvent ne provoquer aucune sécrétion (hyperémie de la conjonctive), ou une sécrétion inconstante (phlyctène de la conjonctive), ou bien elles s'accompagnent d'une sécrétion franche plus ou moins abondante (conjonctivite catarrhale), voire même virulente (conjonctivite purulente). Parfois encore des néo-produits envahissent la muqueuse et donnent leur caractéristique aux conjonctivites folliculaire et granuleuse. La conjonctivite diphtérique mérite une place à part.

J'étudierai donc les variétés suivantes de conjonctivites : conjonctivite hyperémique, phlycténulaire, catarrhale, purulente, folliculaire, granuleuse, diphtérique.

Conjonctivite hyperémique.

La conjonctivite hyperémique se caractérise par une injection surtout marquée dans le cul-de-sac inférieur sur les portions tarsiennes et au niveau des angles de l'œil, s'étendant rarement à la muqueuse bulbaire.

Elle s'accompagne quelquefois d'un léger larmoiement et de sensation de lourdeur, de sécheresse, de graviers, de corps étrangers.

Elle est souvent assez gênante pour empêcher tout travail le soir.

Il faut avant tout soustraire le malade à l'influence des causes qui ont amené l'irritation ou qui l'entretiennent : séjour dans l'air confiné ou vicié, contact des poussières et corps étrangers (certains métiers), action du vent, frottements intempestifs, pince-nez placés trop près des cils, qu'ils recourbent.

Un corps étranger de la conjonctive, un simple grain de poussière par exemple, peut entretenir une conjonctivite hyperémique. On ne saurait donc explorer trop soigneusement la muqueuse et on n'hésitera jamais à retourner les paupières du patient. Le corps du délit une fois enlevé, la conjonctivite cesse presque instantanément.

La conjonctivite hyperémique peut être entretenue par des granulations calcaires de la conjonctive. qu'on enlèverait, ou par une affection des voies lacrymales. Dans ce dernier cas, elle cède rapidement au cathétérisme qui rétablit le cours des larmes.

Toute autre cause écartée, il est bon d'examiner la réfraction du malade. Des verres donnés à propos à un hypermétrope ou à un astigmate le débarrassent souvent d'une irritation habituelle de la conjonctive.

Un traitement hygiénique doit toujours être conseillé : séjour au grand air, repos de l'organe, emploi momentané de verres légèrement fumés.

Localement dans les formes aiguës on fera mettre sur les yeux trois ou quatre fois par jour pendant quinze minutes chaque fois des compresses froides ou tièdes (suivant les réactions individuelles), trempées dans la solution suivante :

> Eau............................... 500 gr.
> Acide borique..................... 18 —

à laquelle on substituera dans les *formes chroniques* ou *torpides* celle que voici, employée de la même manière :

> Eau............................... 500 gr.
> Sulfate de zinc................... 2 —

On ne donnera ni collyre au nitrate d'argent ou au sous-acétate de plomb, ni irritants violents ; on ne pratiquera aucune cautérisation de la muqueuse.

Conjonctivite phlycténulaire.

Elle est constituée alors qu'apparaissent sur la conjonctive bulbaire une ou plusieurs phlyctènes ou petites saillies sous-épithéliales séreuses, dont le volume et le siège sont variables et qui s'accompagnent d'une injection vasculaire plus ou moins

intense. Cette injection affecte volontiers la forme
d'un triangle dont le sommet touche la phlyctène.
Celle-ci est, en général, unique et assez volumi-
neuse, lorsqu'elle naît sur la partie muqueuse du
globe; sur le limbe scléro-cornéen, on observe
quelquefois une phlyctène unique, mais le plus
souvent une série de très petites phlyctènes, qui
parfois entourent la cornée d'une véritable cou-
ronne.

Il est facile de ne pas confondre ces produc-
tions avec un peloton graisseux ou avec un bouton de sclérite plus volumineux et plus coloré
d'une teinte violacée.

Cette conjonctivite se complique parfois d'écoulement catarrhal ou de kératite phlycténulaire.
Dans le premier cas, le traitement que je vais
indiquer sera maintenu, mais on y associera des
lavages au sublimé comme dans la conjonctivite
catarrhale. Dans le second, on ne s'occupera que
des désordres cornéens. (Voir *Kératite phlycténulaire*.)

La conjonctivite phlycténulaire frappe de préférence les enfants convalescents de la rougeole ou
de la coqueluche, les lymphatiques et les stru-
meux. Les patients bénéficieront donc d'un traitement général fortifiant, spécialement de l'huile
de foie de morue.

Localement on fera mettre sur les yeux deux
fois par jour, pendant quinze à vingt minutes
chaque fois, des compresses tièdes boriquées et,

le soir avant le coucher, on introduira dans l'œil avec un petit pinceau à peine gros comme un pois de la pommade :

Vaseline............................ 3 gr.
Oxyde jaune d'hydrargyre.......... 0.15 centigr.

L'œil sera lavé à l'eau boriquée tiède un quart d'heure après l'introduction de la pommade, qui ne doit être prescrite que quand on s'est bien assuré que le malade ne prend pas d'iode ou d'iodure à l'intérieur; faute de cette précaution, on s'exposerait à amener une violente irritation de l'œil, parfois même une eschare de la conjonctive à cause de la combinaison chimique qui peut se produire dans les culs-de-sac.

Indépendamment de cette circonstance, si cette pommade est mal préparée, elle cause souvent de la douleur qui n'est imputable qu'à une manipulation défectueuse ou à l'emploi d'un produit inférieur.

Contre la conjonctivite phlycténulaire on a encore employé la poudre de calomel projetée dans l'œil et l'attouchement direct des phlyctènes au galvanocautère. Je préfère prescrire la pommade à l'oxyde jaune, qui réussit si bien et est si facile à manier.

En même temps que la conjonctivite phlycténulaire, on doit traiter les diverses manifestations eczémateuses ou impétigineuses des paupières, du nez ou de la face, capables d'influencer la

conjonctive par voie de propagation ou de contagion.

Conjonctivite catarrhale.

Elle est caractérisée par l'injection et le gonflement de la muqueuse limités à la portion palpébrale et accompagnés d'une sécrétion muco-purulente qui est quelquefois assez abondante pour
faire croire à une ophtalmie purulente, s'il existe
en même temps une certaine rougeur et une certaine tension des paupières. D'autres fois, cette
sécrétion est à peine sensible le jour et s'amasse
seulement la nuit entre les paupières, qui sont
collées au réveil.

La *conjonctivite catarrhale* est épidémique, contagieuse, nécessite l'isolement du sujet atteint et
des soins méticuleux de propreté. Le traitement
général n'a aucune prise sur elle. Les sangsues,
les vésicatoires, les purgatifs, les divers collyres
sont inutiles ou nuisibles.

Le traitement local varie suivant l'abondance de
l'écoulement et doit être modifié dès que l'écoulement a disparu.

Si *l'écoulement est peu abondant*, on lavera trois à
quatre fois par jour *l'intérieur* des paupières avec
une solution de sublimé ainsi formulée :

    Eau.................... ....   500 gr.
    Sublimé (sans alcool)...............   0,05 cent.

employée froide, ou de permanganate de potasse
à 1 p. 6.000.

Ces lavages seront faits suivant les indications données plus loin pour la conjonctivite purulente.

Si la solution de sublimé semble trop irritante, on la remplacera par une solution phéniquée à 50 centigrammes pour 100 grammes.

On appliquera sur les yeux matin et soir pendant trente minutes des compresses boriquées (3 1/2 p. 100) froides.

Si l'*écoulement est abondant*, on cautérisera une fois par jour la surface muqueuse des paupières bien retournées avec un pinceau trempé dans une solution de nitrate d'argent à 1 ou 2 p. 100, et on appliquera sur les yeux des compresses froides trempées dans la solution de sublimé (0,05 p. 500). Ces compresses sont maintenues environ une heure par jour en trois ou quatre séances.

Quelques lavages au sublimé pourront être faits à l'intérieur des paupières, mais seulement quand l'eschare produite par la cautérisation se sera détachée.

Si l'*écoulement a disparu* et que la muqueuse reste injectée, on cessera tout lavage intérieur et on se bornera à prescrire des compresses froides boriquées, le matin et le soir, ou encore, si la conjonctivite tend à la chronicité, des compresses trempées dans une solution de sulfate de zinc à 50 centigrammes pour 100 grammes.

Conjonctivite purulente.

Les paupières du malade sont rouges, luisantes, tuméfiées, presque impossibles à ouvrir; la muqueuse est turgescente, chémotique et sécrète un pus véritable, épais, jaune, souvent verdâtre, à propriétés irritantes.

Quoique le gonflement des paupières, l'abondance et la couleur verdâtre de l'écoulement soient les principaux indicateurs de la gravité du mal, on aurait tort de baser son pronostic exclusivement sur ces symptômes ; car des formes d'apparence bénigne peuvent se terminer tragiquement. Il faut donc toujours agir comme si la conjonctivite devait affecter une forme sérieuse et instituer un traitement rigoureux, en ne se départissant pas d'une régulière surveillance des cornées qui peuvent, chemin faisant, s'ulcérer, s'abcéder, voire même se perforer. Le médecin sera bien pénétré de l'extrême gravité de l'ophtalmie purulente, et je crois qu'il ne doit pas cacher cette gravité aux intéressés, surtout s'il s'aperçoit de quelque trouble du côté de la cornée, qu'il examinera avec soin à chaque visite, en écartant les paupières avec les releveurs spéciaux.

Traitée à temps et bien traitée, la conjonctivite purulente peut guérir sans laisser de traces irréparables.

Elle est éminemment contagieuse et justifie un

ensemble de précautions : isolement du sujet, soins constants de propreté, désinfection des mains du médecin après qu'elles ont été souillées, proscription de l'emploi des linges et éponges remplacés par le coton hydrophile jeté au feu dès qu'il a servi, emploi d'un pinceau et d'objets de pansement personnels bien stérilisés.

Si un seul œil est atteint, il faut avoir souci de protéger l'autre en le couvrant, après lavage au sublimé, d'un verre de montre enchâssé dans du diachylon, permettant la surveillance ou d'un pansement antiseptique levé deux fois par jour, en obligeant le sujet à se coucher sur le côté malade ou à incliner la tête de ce côté, afin que le pus ne coule pas vers l'œil sain.

Le traitement de la conjonctivite purulente repose presque entièrement sur l'emploi des antiseptiques, spécialement du sublimé (sans alcool) à 1 p. 3,500 ou 5,000, et des cautérisations au nitrate d'argent à 2 ou 3 p. 100.

Il est le même pour l'ophtalmie des nouveau-nés et pour l'ophtalmie des adultes. Il doit être d'autant plus rigoureux que les paupières sont plus gonflées et que l'écoulement est plus vert et plus abondant. Ces conditions sont réalisées au maximum dans l'ophtalmie blennorrhagique, qui nécessite des lavages antiseptiques presque constants et jusqu'à deux cautérisations au nitrate d'argent par jour.

Le traitement sera établi différemment suivant

qu'il n'y a pas ou qu'il y a des complications cornéennes.

S'il n'y a pas de *complications cornéennes*, après avoir nettoyé et retourné bien complètement les paupières de façon à pouvoir atteindre les culs-de sac, on cautérisera la muqueuse avec un pinceau trempé dans la solution de nitrate d'argent versée dans un verre à liqueur, sur le bord duquel le pinceau sera étanché. La cautérisation sera faite sans timidité et prolongée jusqu'à ce que toute la muqueuse soit devenue blanche. Il ne faut pas se servir de caustiques solides. Les cautérisations seront renouvelées toutes les vingt-quatre heures, toutes les douze heures dans les cas graves. Elles ne doivent jamais être commencées avant que l'écoulement purulent soit bien établi et n'ait revêtu les caractères du pus franc. Elles ne doivent pas être cessées avant la siccité de la muqueuse.

Dans l'*intervalle des cautérisations*, on maintiendra sur les yeux des compresses *glacées*, trempées dans la solution de sublimé, avec laquelle on fera de fréquents lavages de la conjonctive. Le pus ne doit jamais séjourner entre les paupières, qui seront écartées toutes les heures ou toutes les demi-heures et débarrassées des produits de sécrétion. Un tampon de coton hydrophile bien imbibé de sublimé sera pressé vers l'angle interne à quelques centimètres de l'œil et fournira une bonne irrigation, encore réalisée par un pulvérisateur à gros jet.

S'il y a des *complications cornéennes*, on ne cessera pas les cautérisations, mais on agira en outre comme il suit. S'agit-il d'une infiltration? on instillera le collyre à l'ésérine (3 centigrammes pour 5 grammes), deux fois par jour, encore indiqué s'il y a ulcère ou abcès léger. Si l'abcès ou l'ulcère s'étendent, on les touchera au galvano-cautère, qui réussit encore bien contre les tendances staphylomateuses.

S'il y a menace de perforation, on n'attendra pas que celle-ci ait lieu, on la provoquera en rompant le fond de l'ulcère avec une pointe de galvano-cautère.

Si la perforation a eu lieu, on insistera sur les lavages antiseptiques, on réséquera l'iris hernié s'il y a lieu, ou on le touchera au fer rouge; on instillera l'ésérine et on appliquera un bandeau compressif qui devra être souvent levé pour éviter la stagnation du pus et permettre les cautérisations.

Une muqueuse épaissie, chémotique, doit faire craindre des complications du côté de la cornée; elle devra être scarifiée parallèlement au diamètre horizontal des paupières, avec le scarificateur de Desmarres, mais *après* et non avant les cautérisations.

Si les paupières sont très tendues, impossibles à retourner, il faut encore craindre pour la cornée et se hâter de fendre l'angle externe d'un coup de ciseau.

A la *période de déclin*, on diminue progressivement les lavages, les compresses, et on espace de
plus en plus les cautérisations. En cas de réap-
parition de l'écoulement purulent, on recommence le traitement comme à la période d'état.

En ces derniers temps Kalt a préconisé un traitement de l'ophtalmie purulente fait par les
grands lavages au permanganate de potasse. Ce
traitement, que j'ai expérimenté sur une assez
grande échelle, m'a donné de bons résultats, sans
que j'ose affirmer qu'il puisse être substitué dans
tous les cas au traitement classique, qui a fait ses
preuves.

Au moyen d'un entonnoir-laveur de son inven-
tion, Kalt injecte deux à quatre-fois par jour entre
les paupières du malade 2 litres chaque fois et
pour chaque œil d'une solution de permanganate
de potasse, qu'on prépare en versant dans un
vase contenant 2 litres d'eau une cuillerée à café
de la solution concentrée que voici :

Permanganate de potasse............ 20 gr.
Eau distillée...................... 250 —

Les lavages doivent être continués jusqu'à siccité absolue de la muqueuse. A la fin on en diminue le nombre. On ne fait aucun autre traitement parallèle.

Conjonctivite folliculaire.

Elle est constituée quand existent sur la muqueuse de petites saillies arrondies qui occupent surtout le cul-de-sac inférieur.

Il faut s'assurer qu'elle n'est pas due à une mauvaise hygiène, à une affection des voies lacrymales ou à un vice de réfraction, ou bien encore à l'usage prolongé des collyres, à l'atropine ou à l'ésérine.

Quand la cause est bien évidente et peut être écartée, la guérison est habituellement facile.

Le séjour à l'air pur, la vie dans de bonnes conditions hygiéniques appuient très efficacement le traitement local, qui consiste en compresses et lavages froids au sublimé à 1 p. 5 à 6.000. En cas d'échec on peut faire des attouchements répétés de la muqueuse avec les crayons d'alun ou de sulfate de cuivre.

Dans des formes rebelles je me suis bien trouvé de l'instillation biquotidienne (2 gouttes chaque fois) du collyre :

Eau.............................	5 gr.
Chlorure de zinc.................	0.01 cent.

qui réussit souvent dans d'autres formes de conjonctivite chronique.

Conjonctivite granuleuse.

La conjonctivite granuleuse est une affection caractérisée par l'apparition sur la muqueuse ou dans son épaisseur de néo-produits dits granulations.

L'aspect des granulations est très variable ;

tantôt elles se montrent sous forme de simples follicules grisâtres, tantôt sous celle d'élevures rouges et fongueuses ou de végétations polypiformes.

Elles siègent de préférence à la paupière supérieure, au voisinage du cul-de-sac ou dans le cul-de-sac lui-même.

Elles s'accompagnent d'hyperémie simple ou de sécrétion muco-purulente, voire même purulente, de la conjonctive.

Elles déterminent des complications du côté de la cornée (pannus siégeant dans la partie supérieure de la membrane) ou des paupières (entropion, trichiasis).

La conjonctivite granuleuse est contagieuse, épidémique, endémique; moins fréquente en France qu'en Algérie, en Tunisie et en Egypte, où elle produit des accidents terribles, elle commet, dans nos régions, assez de méfaits pour que l'étude de son traitement soit d'une importance capitale.

Parfois le diagnostic s'impose; on est d'emblée forcé de retourner les voiles palpébraux et de constater la présence des granulations; mais cette maladie protéiforme se dérobe aisément à l'explorateur peu soigneux. Ainsi, faute d'attention, on a pu prendre des conjonctivites granuleuses pour un simple larmoiement, pour une vulgaire conjonctivite, pour un ptosis, pour une kératite, pour un trichiasis, pour de l'entropion simple. N'a-t-on pas été jusqu'à prescrire des verres à des granuleux qui se plaignaient de phénomènes asthénopiques !

Pour éviter de telles erreurs, il faut retourner les paupières de tous les malades qui accusent une irritation oculaire dont la cause n'est pas évidente, en se rappelant que les produits morbides se cachent souvent dans les culs-de-sac et peuvent échapper à un examen superficiel.

Une kératite limitée à la partie supérieure de la cornée commande des recherches précises, car elle est presque toujours amenée par les granulations.

Les cicatrices blanches, l'irrégularité de la muqueuse, les déviations des paupières, le trichiasis, le rétrécissement des fentes palpébrales, sônt les traces souvent indélébiles du passage des granulations.

En présence d'un granuleux le médecin aura à :

A. Edicter certaines précautions d'hygiène ;

B. Prescrire un traitement général ;

C. Appliquer un traitement local, surtout important.

A. **Hygiène.** — En se rappelant que l'affection est contagieuse et épidémique, que l'encombrement, l'air confiné sont favorables à son développement, on déterminera aisément les précautions hygiéniques à prendre. Dans la clientèle privée on préviendra la famille des dangers de la contagion ; on exigera, si l'éloignement du malade ne

peut être réalisé, des soins minutieux de propreté; on fera recueillir et brûler les linges et
objets de pansements souillés par le patient.

Dans les collèges, écoles, pensions, à bord des
vaisseaux, on s'empressera d'isoler les individus
suspects et d'opérer dans les lieux contaminés
de rigoureuses désinfections. Les individus atteints ne devraient reprendre contact avec les
individus sains qu'après entière guérison et désinfection de tous les objets qu'ils portent avec eux,
spécialement de leurs vêtements.

Dans les cliniques ophtalmologiques on sépa-
rera les granuleux des autres malades, et on s'ar-
rangera pour que chaque individu ait des objets
de pansement et de toilette personnels. Les sujets qui suivent le traitement externe seront
avertis qu'ils peuvent être une source de danger
pour leur entourage et devront être munis d'un
pinceau réservé à leur usage exclusif qui, après
avoir servi à l'application du remède, sera désinfecté sous l'œil du médecin et enfermé dans un
tube en verre.

B. **Traitement général.** — Ce traitement est
bien moins important que le traitement local et,
employé seul, il ne peut donner aucun résultat.
Les granuleux se trouveront bien des toniques et
des fortifiants, surtout de l'huile de foie de morue et des vins iodés, soutenus par des bains sulfureux ou salés; les bains de mer chauds ou froids,
l'hydrothérapie sont d'utiles adjuvants; aussi le

séjour à la campagne ou dans les régions élevées de la Suisse à condition que le traitement local soit fait régulièrement.

C. **Traitement local**. — Comme il suffit seul à guérir la maladie, il devra être appliqué avant tout autre et prolongé aussi longtemps que la conjonctive n'aura pas repris son apparence normale.

Étudions-le dans deux cas, suivant que la conjonctivite est exempte ou s'accompagne de complications.

1° *S'il n'y a pas de complications* dans la forme *la plus commune*, celle où le néo-produit est moyennement confluent, où la muqueuse ne sécrète pas ou sécrète peu, le traitement consistera en cautérisations faites sur la face interne de la paupière bien retournée avec un pinceau trempé dans la solution suivante :

Glycérine neutre......................	10 gr.
Sulfate de cuivre......................	0,75 cent.

Les cautérisations doivent toujours toucher le cul-de-sac, siège habituel des granulations, c'est-à-dire que la paupière doit être complètement développée au-devant de l'opérateur. Le pinceau, légèrement exprimé, sera promené doucement mais sans timidité sur toute l'étendue de la muqueuse. L'apparition sur celle-ci d'une teinte grisâtre indique qu'une action plus prolongée du caustique deviendrait nuisible.

Je ne saurais trop insister sur le modus faciendi dont dépend le succès de l'intervention.

Les cautérisations sont fort douloureuses : on les fera précéder et suivre de l'instillation de quelques gouttes d'une solution de cocaïne à 50 centigrammes pour 10 grammes; la réaction qui les suit est assez bien calmée par de grands lavages des yeux à l'eau froide.

En général on peut répéter les cautérisations tous les jours ou tous les deux jours; mais on doit attendre, pour renouveler une cautérisation, que l'inflammation amenée par l'opération précédente ait totalement disparu.

Si l'œil devient irritable, supporte mal les attouchements cupriques, on remplacera ceux-ci par des badigeonnages de la muqueuse faits dans des conditions analogues tous les jours ou deux fois par jour, avec un pinceau trempé dans le pétrole brut, dont j'ai indiqué les propriétés bienfaisantes.

L'irritation tombée, on reprendra les cautérisations au glycérolé de cuivre, qui bientôt auront une action curative moins énergique qu'au début; la muqueuse s'accoutumant à l'agent employé qui perd son action, on pourra substituer au cuivre des applications au pinceau des liquides que voici qui s'emploient de même façon que le cuivre :

Glycérine neutre	10 gr.
Tanin	1 —
Eau	10 gr.
Sublimé	5 centigr.

Ou on se bornera à retourner les paupières et à frotter la muqueuse tous les deux jours avec un tampon de coton hydrophile trempé dans une solution de sublimé à 1 pour 1.000 (Hippel).

Le massage direct de la conjonctive à l'acide borique a donné quelques résultats à Costomiris, qui le vante. Après instillation de cocaïne, on retourne bien complètement les paupières, puis on les saupoudre d'une couche d'acide borique en poudre qu'on cherche à faire pénétrer dans la muqueuse par des frictions répétées, faites avec la pulpe de l'index. Les séances doivent être quotidiennes et de plus en plus prolongées à mesure que se fait l'accoutumance.

Pour traiter utilement une conjonctivite granuleuse, il faut savoir changer souvent de méthode : c'est une question de tact et d'observation de la part du médecin, qui obtiendra de bons résultats à certaines périodes de la maladie d'un procédé qui lui avait à d'autres paru tout à fait inefficace.

Dans l'intervalle des cautérisations on fera laver les yeux avec une solution froide d'acide borique à 4 pour 100 ou de sublimé à 1 pour 5.000 sans alcool. Ces solutions pourraient encore être appliquées en compresses froides bien mouillées matin et soir pendant 15 minutes. Elles sont surtout utiles en cas d'hypersécrétion de la muqueuse et pour assurer la propreté des paupières et des bords ciliaires.

Pour combattre les *granulations isolées* ou limitées à certaines parties de la muqueuse, les caustiques liquides sont mauvais : car ils agissent même sur les parties non envahies ; on leur préférera les crayons de sulfate de cuivre, de nitrate d'argent mitigé, d'alun, dont l'action est facile à localiser. Jamais un de ces crayons ne devra servir à plusieurs malades à cause des dangers d'infection.

Si les granulations *sont polypiformes*, volumineuses, on les touchera au galvano ou au thermocautère, à l'acide chromique en limitant bien l'action de ce caustique, ou on les réséquera avec des ciseaux. Après l'application d'un de ces moyens et la guérison du traumatisme, on fera, comme pour la forme commune, des cautérisations au glycérolé de cuivre.

Si les *granulations sont sèches et coriaces*, on les scarifiera avec un fin bistouri avant de faire agir sur elles un médicament quelconque.

Si les granulations s'accompagnent de *sécrétion purulente*, avant d'entreprendre le traitement par d'autres caustiques, on tarira celle-ci par des cautérisations au nitrate d'argent à 2 1/2 pour 100 faites au pinceau. Une conjonctivite granuleuse à sécrétion intense doit être traitée exactement comme une ophtalmie purulente.

Le traitement de la conjonctivite granuleuse est fort long et nécessite une grande endurance de la part du malade ; aussi a-t-on cherché à l'abréger par l'emploi de procédés chirurgicaux.

Ceux-ci ont l'avantage de débarrasser la muqueuse d'une grande partie des granulations ; mais il est très rare qu'ils amènent une guérison complète et définitive. Presque toujours, après les avoir employés, le médecin est obligé de revenir pour une période plus ou moins longue aux traitements usuels.

Parmi ces procédés, celui de Knapp et celui de Darier, imité de Sattler, jouissent d'une certaine vogue. Si le premier est exempt de danger, je n'en dirai pas autant du second qui, entre des mains inexpérimentées, peut amener des désastres, et, bien employé, peut être suivi de quelques complications réparables d'ailleurs.

Je vais exposer ces deux procédés, qui peuvent convenir aux malades gravement atteints ou à ceux qui ne peuvent suivre un traitement régulier et prolongé.

Knapp renverse les paupières, les scarifie horizontalement avec un bistouri à trois lames, puis saisit la conjonctive entre les branches d'une pince, dont les mors, à leur extrémité, sont munis d'un rouleau cannelé et, tirant à lui sur la pince, il exprime littéralement les parties molles des granulations. Il termine en lavant avec la solution de sublimé à 1 pour 500.

Darier administre toujours le chloroforme, agrandit la fente palpébrale d'un coup de ciseaux donné généreusement dans l'angle externe de l'œil, renverse complètement les paupières avec

une pince spéciale pour bien développer les culs-
de sac, scarifie profondément la muqueuse parallèlement au bord palpébral, gratte avec la curette de Volkmann (si le tissu est très dur) et finit,
en tous cas, en brossant énergiquement toute la
partie scarifiée avec une brosse à dents à poils
très courts et très durs trempée à plusieurs reprises dans une solution de sublimé à 1 pour 100.
La réaction qui suit cette opération est violente :
il faut, les jours suivants, laver la muqueuse à
l'eau boriquée, et surtout mobiliser les paupières
pour éviter les adhérences.

Quand on ne peut voir les malades tous les
jours et qu'on ne veut pas avoir recours à un procédé sanglant, je conseille avant tout de les cautériser toutes les fois que cela sera possible, de
prescrire des lavages antiseptiques surtout au sublimé à 1 pour 5.000 fréquents, et de faire introduire, une fois par jour entre les paupières, une
des pommades que voici :

Vaseline..........................	5 gr.
Huile de cade.....................	0,50 cent.
Vaseline..........................	5 gr.
Nitrate d'argent..................	0,02 cent.
Vaseline..........................	5 gr.
Sulfate de cuivre.................	0,06 cent.

A la période de déclin, on continue l'usage des antiseptiques et on ralentit les cautérisations, on ne
les pratique plus que tous les 3-4 ou 5 jours, puis
une fois par semaine, puis tous les quinze jours;

il ne faut jamais les cesser brusquement et il est nécessaire de se tenir prêt à les reprendre régulièrement si la moindre tendance à la récidive apparaît.

Quand on a définitivement abandonné les cautérisations, on cesse aussi les antiseptiques et on les remplace par des astringents, tels que le sulfate de zinc qu'on place sur l'œil 2 fois par jour pendant 15 minutes chaque fois en compresses froides bien mouillées, les paupières restant entr'ouvertes pendant l'application.

On formulera :

Eau distillée...........................	300 gr.
Sulfate de zinc........................	250 gr.

2° *S'il existe des complications*, celles-ci peuvent atteindre :

a) la cornée,
b) la conjonctive,
c) les voies lacrymales,
d) les paupières.

a) Cornée. — Les complications cornéennes peuvent être de divers ordres ; les principales sont l'infiltration, le pannus, l'abcès, l'ulcère, la perforation, la sclérose et les leucomes ou taies.

En cas d'infiltration, il y a lieu de continuer les cautérisations et de ne pas s'occuper de celle-ci.

Même indication s'il y a du *pannus léger* qui diminue à mesure que disparaissent les granulations. Si le *pannus est intense*, il faut d'abord obtenir la rétrocession des granulations par les caustiques, puis cautériser tous les deux jours seulement quand il y a bonne modification de la muqueuse, pendant que les jours intercalaires on fait introduire le soir entre les paupières gros comme un grain de blé de la pommade :

Vaseline............................... 5 gr.
Oxyde jaune d'hydrargyre.............. 0.20 cent.

Si le pannus résiste, on instille la cocaïne, on place le blépharostat externe et, fixant l'œil d'une main, on promène de l'autre tout autour de la cornée à 2 millimètres environ en dehors d'elle la pointe fine du galvano ou du thermo-cautère, de façon à sectionner circulairement tous les vaisseaux de nouvelle formation. Pendant le temps que cette opération met à guérir, on suspend tout traitement irritant et on applique sur l'œil quelques compresses tièdes boriquées.

S'il y a *abcès* ou *ulcère*, on fera 3 ou 4 fois par jour des instillations de collyre au salicylate d'ésérine, et on emploiera 3 fois par jour pendant 30 minutes chaque fois des compresses chaudes de sublimé à 1 pour 10.000; dans les cas graves, on touchera la partie malade au galvano-cautère.

S'il y a *perforation*, on cautérisera au galvano-cautère les lèvres de la plaie ou la hernie de l'iris et on instillera l'ésérine.

S'il y a staphylome, on appliquera des pointes de feu au galvano-cautère sur le sommet du cône autant de fois que le staphylome se reproduira.

Contre les *leucomes*, la sclérose cornéenne, on fera usage de la pommade à l'oxyde jaune d'hydrargyre, des douches oculaires données avec l'appareil de Lourenço et, faute de succès, on fera la péritomie ignée déjà décrite.

b) Conjonctive. — Le xérosis, les cicatrices indélébiles et le symblépharon sont les complications qu'on a le plus souvent à combattre.

Contre le *xérosis* on a préconisé les compresses chaudes et les badigeonnages à la glycérine neutre.

Les cicatrices de la muqueuse obligent quelquefois à de nouvelles cautérisations au cuivre ou à des scarifications; l'introduction entre les paupières plusieurs fois par jour de vaseline boriquée à 1 pour 10 facilite les glissements de la muqueuse devenue irrégulière, et peut atténuer les fâcheux effets des cicatrices.

Le symblépharon nécessite des opérations compliquées, rarement suivies de succès.

c) Voies lacrymales. — La déviation des points lacrymaux, l'obstruction des canaux par inflammation de leur muqueuse ou leur envahissement par les produits granuleux seront combattues par la section et le redressement des points, le cathétérisme et parfois le curettage des voies lacrymales.

d) Paupières. — Contre l'*entropion*, l'épaississement du cartilage tarse, le trichiasis, on pratiquera les opérations spéciales et particulièrement la canthoplastie ou élargissement des fentes, qui, à elle seule, peut soulager le patient et favorise la bonne réussite des opérations ultérieures. En cas de trichiasis et avant toute détermination opératoire, il faut épiler soigneusement les cils déviés avec une pince spéciale à larges mors dite pince à cils ou à épiler. La surveillance rigoureuse de la direction des cils est indispensable chez tous les granuleux.

Les formes et les complications de la conjonctivite granuleuse sont des plus variées : aussi le traitement de cette maladie est-il des plus délicats, et ses indications sont-elles souvent difficiles à poser dans chaque cas particulier. Je ne crois donc pas m'être trop étendu sur cet important sujet de pratique, et je crois avoir suffisament démontré qu'il n'y a pas un traitement, mais des traitements de la conjonctivite granuleuse.

Conjonctivite diphtérique.

Cliniquement la conjonctivite diphtérique est caractérisée par la présence à la surface ou dans l'épaisseur de la conjonctive d'exsudats fibrineux ou de pseudo-membranes grisâtres.

Cette maladie peut être redoutable et le traitement local est souvent peu efficace quand il s'agit de vraie conjonctivite diphtérique.

Les compresses et lavages antiseptiques (acide phénique à 1 p. 100, sublimé à 1 p. 4.000) employés tièdes, les attouchements directs de la muqueuse avec le jus de citron, le pétrole brut, ont paru donner quelques résultats.

On doit s'abstenir de tout irritant, de tout caustique; pourtant la cautérisation au nitrate d'argent est indiqué s'il y a forte sécrétion.

On agirait contre les complications cornéennes, comme il a été dit pour l'ophtalmie purulente.

On serait autorisé à pratiquer les injections de sérum, qui ont paru donner de brillants résultats lorsque l'examen bactériologique et l'inoculation au cobaye révèlent l'existence du bacille diphtérique.

Résumé du traitement des conjonctivites.

C. hyperémique. — Éviter les causes nocives, eau boriquée, sulfate de zinc en compresses.

C. phlycténulaire — Pommade à l'oxyde jaune d'hydrargyre.

C. catharrhale. — Lavage au sublimé à 10 centigr. pour 1.000 gr.; nitrate d'argent à 1 pour 100 étalé au pinceau.

C. purulente. — Compresses glacées d'eau boriquée ou de sublimé; lavages au sublimé à 1 pour 3 ou 4.000. Grandes irrigations au permanganate de potasse à 1 pour 6.000. Cautérisations au pinceau avec nitrate d'argent à 2 ou 3 pour 100, 1 ou 2 fois en 24 heures.

C. granuleuse. — Sublimé, cautérisations au

pinceau avec le glycérolé de cuivre à 0,75 centigrammes pour 10 grammes.

C. diphtérique. — Eau phéniquée à 1 pour 100, jus de citron, pétrole brut, injections de sérum.

Ecchymoses de la conjonctive.

La résorption spontanée des ecchymoses de la conjonctive est la règle ; on peut l'activer par des applications de compresses boriquées froides.

On rassurera les malades effrayés bien à tort par ce petit incident, dont l'importance a été considérablement exagérée.

OEdème sous-conjonctival. — Chémosis.

Le chémosis est symptomatique soit d'une violente inflammation de la conjonctive, soit d'une phlegmasie ou d'une suppuration du globe oculaire, de ses annexes ou de l'orbite. Il cède avec la cause qui l'a produit. Il est parfois utile de scarifier la partie œdématiée, ce qui se fait avec un bistouri ou le scarificateur de Desmarres, après instillation de quelques gouttes de cocaïne.

Tumeurs de la conjonctive.

Les *polypes, bourgeons charnus, papillomes,* de la conjonctive seront simplement excisés avec des ciseaux courbes. La muqueuse sera lavée à l'eau boriquée avant et après cette petite opération.

Les *varices* de la conjonctive devront être cautérisées avec la fine pointe du galvano-cautère.

L'enlèvement des *lipomes* est facile : on incise la conjonctive suivant le grand axe de la tumeur, on excise le tissu graisseux anormal et on suture ensuite la petite plaie de la muqueuse.

Les *dermoïdes* doivent être enlevés avec un fin couteau à cataracte.

Tout *kyste* de la conjonctive sera excisé simplement : s'il s'agit d'un *cysticerque*, on aura soin d'inciser la surface du kyste et d'enlever complètement la poche.

On respectera le *pinguécula*, à moins qu'il n'occasionne une gêne considérable.

Le *ptérygion* doit être enlevé dès que son sommet commence à chevaucher sur la cornée.

Voici le procédé que je conseille:

Avec une pince à griffes, on soulève le ptérygion au voisinage de la tête, qu'on détache de la cornée au moyen d'un couteau à cataracte qui sert encore à séparer le corps de la tumeur de la muqueuse saine. Toute la partie ainsi disséquée est réséquée d'un coup de ciseaux. Pour fermer la plaie créée par l'ablation, on unit ses bords par une ou deux sutures au fil de soie après avoir disséqué profondément la conjonctive pour la rendre aisément mobilisable. — Il suffit alors de cautériser au galvano-cautère la cornée au niveau du point d'implantation de la tête et d'appliquer un pansement aseptique. — Les fils seront retirés du cinquième au sixième jour.

L'*épithélioma* ne nécessite pas l'énucléation de l'œil, même s'il avoisine ou recouvre la cornée. Il peut généralement être enlevé facilement et soigneusement détaché de toutes les parties saines avec un fin bistouri. On raclera à la curette et on cautérisera au galvano-cautère toute surface ayant été en contact avec la production dangereuse. Les récidives seront poursuivies, dès qu'elles se produiront, par des moyens analogues.

MALADIES DE LA CORNÉE

Kératites.

Les ophtalmologistes se sont plu à décrire de nombreuses variétés de kératites. Les inflammations cornéennes paraissent, au premier abord, par la diversité des aspects qu'elles présentent, justifier l'abondance des termes qui servent à les caractériser.

Au point de vue clinique et surtout thérapeutique, on peut les ranger en trois groupes principaux : 1° *kératites superficielles* qui comprennent les kératites non vasculaires et vasculaires, les kératites phlycténulaires et herpétiques; 2° *kératites ulcéreuses* (perte de substance de la cornée), simples ou infectieuses (purulence de la cornée, hypopion); 3° *kératites interstitielles*.

Voici quelques indications utiles au diagnostic. Les kératites ont un certain nombre de symptômes communs, tels que photophobie, blépharospasme, injection plus ou moins vive de la conjonctive, douleurs, larmoiement; l'examen de la cornée permet seul de les différencier entre elles. On n'oubliera pas que c'est en plaçant le malade

de profil que, sans instrument spécial, on prendra
la meilleure notion de l'état de la membrane. Si
le cas est difficile, il faut toujours avoir recours à
l'éclairage oblique, c'est-à-dire qu'à l'aide d'une
loupe placée entre un foyer lumineux, une lampe
par exemple, et l'organe malade, on concentre sur
celui-ci des rayons lumineux qui éclairent toute
l'épaisseur de la cornée, la chambre antérieure,
l'iris et le cristallin. Ce mode d'examen permet,
en révélant le siège du moindre trouble cornéen,
de distinguer entre elles les kératites et de ne les
point confondre avec une simple conjonctivite,
avec une iritis, avec une sclérite, affections dans
lesquelles la cornée est indemne. Dans l'iritis
séreuse, l'altération pointillée de la membrane de
Descemet pourrait faire croire à une kératite,
n'étaient la transparence des couches superficielles de la cornée et la présence de troubles
iriens. Quelques sclérites s'accompagnent d'une
infiltration cornéenne, qui sera rapportée à sa
cause véritable, grâce à la coloration violacée de
la sclérotique, sur laquelle on trouvera aussi souvent de véritables boutons.

Chez l'adulte, l'examen cornéen est aisé ; chez
l'enfant, il est parfois hérissé de difficultés. Voici
comment les choses se passent :

Un enfant, qui généralement relève d'une fièvre
éruptive, vient de subir une poussée d'impétigo
ou d'eczéma scrofuleux, se plaint de ne plus pouvoir supporter le grand jour ; ses yeux rougissent,

pleurent, ses paupières clignent fréquemment, puis se ferment dans une stricture intense.

Le petit malade souffre, baisse la tête, protège ses yeux avec la main ou avec l'avant-bras, se dérobe à toute clarté, à tout attouchement. L'examen des yeux est alors difficile, l'enfant se défend, les paupières sont humides et se ferment énergiquement. Dans quelques cas, on arrivera à les ouvrir en les essuyant et en se garnissant les doigts avec un linge de toile qui évitera le glissement de la pulpe. Le plus souvent, on devra employer l'écarteur ou le releveur, qui permettra une observation plus rigoureuse.

Pour ce faire, on placera entre ses jambes la tête de l'enfant, dont on fera tenir les membres par la mère ou la gouvernante. La main gauche appuiera légèrement un peu au-dessus du bord ciliaire de la paupière supérieure, de façon à le faire saillir en avant, tandis que la droite engageant la partie courbe du releveur sous la face profonde de la paupière attirera le manche de l'instrument; l'œil deviendra alors facilement explorable.

La conjonctive apparaîtra rouge, injectée; la cornée montrera un dépoli, une irrégularité, un changement de coloration quelconque, une kératite enfin qu'on aura découverte, guidé par les symptômes précédemment indiqués. De ceux-ci le plus important est, sans contredit, le blépharospasme qui décèle, presque à coup sûr, une lésion cornéenne et qui, par conséquent, commandera toujours une exploration minutieuse.

Kératites superficielles.

Toutes les variétés de kératites superficielles sont justiciables d'un traitement général tonique et fortifiant, spécialement de l'huile de foie de morue.

Les vésicatoires, les sangsues, les saignées, les purgatifs, les collyres métalliques ou irritants, surtout le sulfate de zinc et le nitrate d'argent, sont inutiles ou dangereux.

Comme je l'ai démontré, le bandeau placé sur les yeux du malade augmente la photophobie et le blépharospasme; il doit être proscrit et remplacé par de simples lunettes fumées de teinte moyenne ou claire.

Si le blépharospasme est intense, on pratiquera la canthoplastie, qui activera la guérison de la lésion cornéenne.

Kératite non vasculaire. — Le médecin fera placer sur les yeux, de deux à quatre fois par jour, pendant une demi-heure, des compresses chaudes bien mouillées trempées dans l'eau boriquée à 3 1/2 p. 100.

S'il y a *réaction très violente*, il fera instiller, matin et soir, 1 à 2 gouttes du collyre :

Eau...................... .... 5 gr.
Sulfate neutre d'atropine.............. 0—03 cent,

Si la *réaction est modérée*, ce collyre sera remplacé par le suivant :

Eau...................................... 5 gr.
Chlorhydrate de pilocarpine........... 0 — 05 cent.

Si la *réaction est nulle*, tout collyre sera abandonné, et on introduira une fois par jour dans l'œil, avec un pinceau gros comme un petit pois, de la pommade :

Vaseline............................. 5 gr.
Oxyde jaune d'hydrargyre............ 0 — 15 cent.

On lavera l'œil à l'eau tiède un quart d'heure après l'introduction de cette pommade qui, par les motifs que j'ai indiqués en parlant de la conjonctivite phlycténulaire, ne devra jamais être prescrite en même temps qu'un traitement interne iodé.

Cette pommade doit encore être donnée à la période de déclin et continuée longtemps jusqu'à disparition de toute infiltration cornéenne.

Kératite vasculaire. — Elle réclame, au lieu de compresses, de simples lotions de propreté faites avec l'eau boriquée tiède. Elle n'exige l'emploi d'aucun collyre, mais bien de la seule pommade à l'oxyde jaune, à dose assez forte (0,25 à 0,35 p. 5 grammes).

Si les vaisseaux qui recouvrent la cornée sont trop épais (*pannus*), on en opérera la section par la *péritomie* ignée, en traçant avec le galvano ou le thermocautère, tout autour de la cornée en dehors du limbe, un sillon assez profond.

Il faudra avant tout s'assurer que cette kératite n'est pas entretenue par un corps étranger de la cornée ou de la conjonctive qu'on enlèverait, par des granulations calcaires de la muqueuse qu'on énucléerait, par des cils déviés ou supplémentaires qu'on arracherait, par les bords palpébraux indurés ou entropionnés qu'on déplacerait ou redresserait après avoir fait d'abord la canthoplastie.

Elle est très souvent amenée par le frottement des granulations de la conjonctive et siège alors sur la partie supérieure de la cornée. Le *pannus granuleux* ne réclame pas d'autre traitement que celui qu'on dirige contre les granulations, il diminue à mesure que celles-ci s'affaissent.

Kératite phlycténulaire. — Elle se traite comme la kératite non vasculaire.

Kératite herpétique. — Elle se traite comme la kératite ulcéreuse.

Kératites ulcéreuses.

Kératite ulcéreuse simple. — Cette variété nécessite une soigneuse désinfection de l'œil, qui se réalise par l'application plus ou moins fréquente de compresses chaudes trempées dans une solution de sublimé à 1 p. 3.500 (sans alcool).

Le traitement sera complété par l'instillation bi-quotidienne du collyre :

Eau...................................... 5 gr.
Salicylate d'ésérine.;.................. 0—03 cent.

Dans les kératites ulcéreuses la perforation est à craindre, par suite on ne devra donner du collyre à l'atropine, qui peut favoriser cette perforation ou la rendre plus dangereuse, que si, l'ulcération étant superficielle, la pupille tendait à contracter des adhérences. A l'intérieur, on fera prendre avant chacun des deux principaux repas un cachet de 25 centigrammes de sulfate de quinine.

Quand la kératite ulcéreuse simple n'est pas en danger de devenir infectieuse, elle guérit fort bien par l'application à demeure, après lavage de l'œil au sublimé, d'un pansement aseptique sec composé d'une rondelle de gaze au salol ou de lint boraté, d'un tampon de coton hydrophile et d'une bande de tarlatane mouillée, qui sèche et constitue un pansement très solide, qu'on peut laisser en place trois à cinq jours.

On doit toujours s'inquiéter de la cause qui a amené l'ulcération et agir en conséquence. Celle-ci succède-t-elle à une phlyctène, le traitement sus-indiqué n'a pas lieu d'être modifié. Si elle est due à une affection lacrymale, le cathétérisme régulier doit y être ajouté. Si elle est due à un cil dévié, à une granulation calcaire de la conjonctive, à un corps étranger, ceux-ci doivent disparaître pour que le traitement soit efficace.

Souvent elle survient dans le cours d'une conjonctivite purulente ou d'une ophtalmie granuleuse ; dans ces cas, on ne devra jamais cesser les cautérisations de la conjonctive et on s'appliquera à guérir le plus vite possible la maladie première, tout en agissant sur la cornée comme il a été dit.

Kératite ulcéreuse infectieuse. — La variété simple peut devenir infectieuse alors qu'un foyer microbien touche ou avoisine la cornée. La stérilisation de ce foyer domine la thérapeutique de la kératite infectieuse. Un corps étranger septique a-t-il frappé la cornée, après l'ablation de celui-ci, l'œil doit être largement desinfecté par des lavages chauds au sublimé à 1 p. 3.000, puis recouvert d'un pansement sec aseptique qui sera levé matin et soir pour permettre de nouveaux lavages.

La cause la plus habituelle de la kératite infectieuse est la présence d'une suppuration du sac lacrymal ; le pus de la dacryocystite vient infecter une ulcération de la cornée amenée par une lésion quelconque de cette membrane, comme cela se réalise dans la *kératite* dite *des moissonneurs*, qui n'est autre qu'une kératite ulcéreuse provoquée par les épis de blé et devenue infectieuse à cause de la présence d'une dacryocystite préexistante. Dans le cas que je viens d'indiquer, il faut inciser largement le sac lacrymal, puis l'irriguer

au sublimé matin et soir, au moyen d'une sonde
creuse ou bien encore le curetter à fond. En même
temps on lavera l'œil directement avec la même
solution, on instillera le collyre à l'ésérine et on
appliquera le pansement aseptique, qui sera levé
matin et soir.

Si la kératite infectieuse tend à s'aggraver, le
pus s'étend dans les lames de la cornée ou envahit
la chambre antérieure (*hypopion*). Dans le premier
cas on touchera la surface de l'ulcère au galvano-
cautère, dans le second on pratiquera la ponction
de la chambre antérieure avec le couteau triangulaire à paracenthèse, qu'on fera pénétrer après
cocaïnisation un peu au-dessus du limbe scléro-
cornéen à la partie inférieure de la cornée, la lame
devant rester parallèle à la face postérieure de la
cornée.

Si la perforation menace de se produire, on la
devancera en ouvrant le fond de l'ulcère avec la
pointe fine du galvano-cautère.

Si elle s'est produite, on insistera sur les lavages antiseptiques, sur les instillations d'ésérine,
et on maintiendra le bandeau compressif.

Abcès de la cornée. — Même traitement que celui
indiqué pour les kératites infectieuses.

Kératite interstitielle.

Cette kératite est presque toujours due à la syphilis héréditaire; elle dure fort longtemps et ré-

cidive facilement. Le traitement doit être continué avec ténacité, il ne doit jamais être modifié malgré les instances du malade.

Il se composera de compresses chaudes boriquées appliquées à cinq ou six reprises dans la journée, pendant vingt à trente minutes chaque fois, qui seraient supprimées si la vascularisation était trop intense, ou remplacées par des douches de vapeur projetées avec l'appareil de Lourenço, cinq minutes tous les matins sur les paupières entr'ouvertes, s'il s'agissait d'une forme torpide.

L'atropine est le vrai médicament de la kératite interstitielle. Le collyre à 3 centigrammes pour 5 grammes doit être instillé de une à trois fois par jour pendant très longtemps. Ce n'est que tout à fait à la période terminale, alors que toute réaction a disparu, qu'on serait autorisé à le remplacer par de faibles doses de pommade à l'oxyde jaune, quitte à reprendre l'atropine si la pommade irritait l'œil.

Si le traitement général fortifiant est utile, que dire du traitement anti-syphilitique qui est indispensable?

Les frictions mercurielles faites par séries de dix à douze, les injections sous-cutanées de sublimé m'ont toujours paru supérieures à l'iodure de potassium.

Taies de la cornée.

L'emploi prolongé de la pommade à l'oxyde jaune, les instillations d'une goutte de laudanum tous les jours, les insufflations de calomel en poudre, les douches de vapeur avec l'appareil de Lourenço, le massage à travers la paupière supérieure, sont des moyens qu'il faut employer avec persistance.

S'ils ne réussissent pas, le tatouage peut être fait au point de vue esthétique et la pupille artificielle établie dans un but optique.

Indications thérapeutiques dans les kératites. — Pour terminer, je crois devoir donner un tableau montrant les indications des principaux médicaments employés dans le traitement des kératites.

Pommade à l'oxyde jaune	Kér. phlycténulaire. Kér. superficielle vasculaire. Taies des cornées.
Pilocarpine (nitrate de)...	K. superficielle non vasculaire.
Ésérine (salicylate d').....	Ulcères de la cornée. Abcès de la cornée. Kér. herpétique.
Atropine.................	Kér. interstitielle. Les formes réactionnelles vives des autres variétés.

Staphylomes de la cornée.

Quand la cornée tend à proéminer, à devenir staphylomateuse, les instillations d'ésérine, les pointes de feu sur la partie qui pointe, l'usage du bandeau compressif peuvent enrayer cette tendance.

Si le staphylome est établi et peu accentué, l'iridectomie est indiquée.

S'il est très accentué et gêne l'occlusion des paupières, il doit être enlevé par le procédé de Critchett ou un de ses dérivés ; si l'ablation n'est pas possible, l'œil doit être énucléé.

Voici le procédé d'ablation du staphylome que j'emploie le plus communément :

Après chloroformisation ou cocaïnisation, on dégage circulairement avec des ciseaux courbes tout le tissu conjonctival et sous-conjonctival à partir du bord de la cornée jusque vers l'équateur de l'œil, puis, saisissant un fil de soie muni à chacune de ses extrémités d'une aiguille courbe et commençant à la partie interne, sur le diamètre transversal de l'œil, on transperce successivement avec une des aiguilles des plis de la conjonctive, distants l'un de l'autre de 4 à 5 millimètres, on contourne ainsi le bord supérieur de la cornée en faufilant la conjonctive à 4 millimètres de son bord détaché, et on s'arrête un peu au-dessus du diamètre horizontal en dehors, on recommence ainsi en bas, en suivant le bord inférieur de la cornée et on s'arrête un peu au-dessous du diamètre horizontal.

Dans un deuxième temps on ponctionne en arrière de sa base le staphylome avec un couteau à cataracte, et on le transfixe jusque vers son sommet, sur lequel on laisse un petit pont de tissu cornéen qu'on évite de sectionner. Il ne reste plus qu'à détacher à sa base, avec des ciseaux courbes, chaque moitié du staphylome, en ayant soin d'enlever le cercle ciliaire et de faire évacuer le cristallin. Le corps vitré se présente à nu ; on fait alors une bonne irrigation aseptique et on serre les fils qu'on a préalablement passés dans la conjonctive. Il suffit de nouer les deux chefs de ces fils démunis des aiguilles qui ont servi à les mettre en place, pour fermer tout le sac conjonctival au-devant du trou béant laissé par l'ablation du staphylome.

Les fils sont laissés en place dix à douze jours, pendant lesquels le pansement aseptique est maintenu.

C'est l'application de la suture en bourse de de Wecker à l'ablation du staphylome.

Ce procédé permet la conservation d'un moignon régulier et bien fourni excellent pour la prothèse.

Kératocone.

C'est une affection de l'enfance ou de la jeunesse, dans laquelle la cornée, restant transparente, prend la forme d'un cône à sommet antérieur, et contre laquelle les divers traitements préconisés restent peu efficaces.

La compression nocturne, l'instillation de collyre à l'ésérine et à la pilocarpine trois ou quatre fois par jour, pendant cinq à six mois, joints aux pointes de feu appliquées de temps en temps sur le sommet du cône, me semblent plus recommandables que les traitements chirurgicaux, dont l'efficacité est douteuse et l'innocuité problématique.

Corps étranger de la cornée.

Ils doivent être retirés après instillation de cocaïne, au moyen d'une fine curette à bords mousses, s'ils sont peu adhérents, d'une petite aiguille spéciale, pointue et tranchante, s'ils ont pénétré profondément.

En pratiquant cette opération, il faut éviter d'érailler la cornée et *bien voir* le corps à enlever. On sera souvent obligé de s'aider de la loupe et de l'éclairage oblique. Il ne faut laisser sur la cornée aucun débris du corps étranger, aucune trace de rouille.

Il est bon de faire laver l'œil, après l'ablation, avec l'eau boriquée tiède qui, après instillation d'ésérine, sera mise plusieurs fois en compresses chaudes, si les délabrements ont paru exagérés.

Hypohéma.

L'hypohéma ou épanchement du sang dans la chambre antérieure se résorbe spontanément, à moins que la cause qui l'a produit ne persiste (glaucome, iritis hémorragique, etc.).

L'hypohéma qui succède aux traumatismes, aux opérations, ne réclame pas de traitement autre que le port du bandeau compressif.

S'il est dû à une maladie oculaire, on ne se préoccupera que de soigner cette maladie, négligeant le symptôme.

Quelques-uns préconisent la ponction de la chambre antérieure quand l'hypohéma est très abondant.

Hypopion.

Il faut avant tout se préoccuper de traiter la maladie qui a déterminé l'épanchement du pus dans la chambre antérieure : kératite infectieuse, abcès de la cornée, iritis purulente, panophtalmie, et insister sur la rigoureuse désinfection de l'œil et de ses annexes.

Les compresses et lavages chauds au sublimé, les instillations d'ésérine, quelquefois d'atropine. les pansements antiseptiques, les cautérisations de la cornée au galvano-cautère, le sulfate de quinine à l'intérieur sont le plus souvent indiqués.

Si l'hypopion est très abondant, on peut pratiquer la paracentèse ou ponction de la chambre antérieure.

MALADIES DE L'IRIS

L'inflammation de l'iris est une des affections les plus fréquentes et les plus sérieuses du globe oculaire. Elle tire son danger principal de la possibilité des adhérences qui se forment entre la face postérieure de l'iris et la capsule cristallinienne et qui expliquent les obstructions pupillaires, les poussées successives d'irido-choroïdite, qui suivent les iritis quelquefois les plus simples en apparence.

On distingue plusieurs formes d'iritis :

1° L'*Iritis simple* caractérisée par le changement de couleur de l'iris, le gonflement de cette membrane, le trouble de l'humeur aqueuse et la dilatation irrégulière de la pupille, de l'injection périkératique et des douleurs circum-orbitaires assez intenses. En examinant soigneusement la cornée à l'éclairage oblique on ne confondra pas cette affection avec la kératite. En étudiant les troubles iriens par le même procédé, en instillant un peu d'atropine qui dévoile la dilatation irrégulière du sphincter, on ne prendra pas l'iritis pour

une simple conjonctivite ou pour une épisclé-
ritis.

2° L'*Iritis séreuse* se distingue par le peu d'intensité de l'injection périkératique, par un trouble
très marqué de l'humeur aqueuse et par des dé-
pôts pointillés sur la membrane de Descemet; la
pression intra-oculaire augmente souvent. On
prend aisément cette variété pour une kératite,
mais quelques gouttes d'atropine, qui révèlent
les synéchies, aidées de l'éclairage oblique qui
montre que les troubles cornéens sont profonds,
viennent à bout de l'erreur.

Dans le glaucome aigu ou subaigu la tension
intra-oculaire est plus élevée, et la pupille est dilatée, alors que dans l'iritis séreuse elle est plutôt contractée.

3° L'*Iritis parenchymateuse*, qu'on reconnaîtra
une vive injection périkératique et à l'abondance
des exsudats et des synéchies;

4° L'*Iritis suppurative*, qui n'est qu'une sous-
variété de la précédente et s'accompagne d'hypopion;

5° L'*Iritis chronique*, souvent insidieuse et qui
veut être recherchée.

Voici un tableau qui permettra d'attribuer à
chaque variété d'iritis ses caractères propres.

Signes	I. simple	I. séreuse	I. parenchymateuse	I. suppurative	I. insidieuse
Injection perikératique	vive	peu marquée	vive	vive	très peu intense
Changement de couleur de l'iris	marqué	peu marqué	très accentué	très accentué	à peine visible
Trouble de l'humeur aqueuse	à peine marqué	très marqué	à peine marqué	à peine marqué	nul
Déformation de la pupille	marquée	moyennement marquee	très sensible	très sensible	peu visible
Signes particuliers	pas	Kératite ponctuée Élévation de tension	Gonflement de l'iris Exsudats Synéchies	Gonflement et exsudats abondants Hypopion	pas

Il serait fort utile pour le clinicien de pouvoir diagnostiquer la cause de l'inflammation irienne d'après la forme de l'iritis; malheureusement cette précision ne peut être admise; dans une sérieuse observation l'examen général du patient doit toujours être rigoureusement pratiqué. Il y a pourtant quelques signes de probabilité. C'est ainsi que chez les syphilitiques la forme parenchymateuse est fréquente, que chez les rhumatisants et les blennorrhagiques on voit surtout la forme simple ou la forme séreuse, tandis que chez les goutteux il y a souvent un hypohéma ou épanchement de sang dans la chambre anté-rieure. Le traumatisme amène de préférence l'iri-tis suppurative ; l'hérédo-syphilis, l'iritis torpide, insidieuse.

Le *traitement général* prend ici de la valeur. On recherchera avec soin la cause de l'iritis et on la combattra par les moyens connus. C'est ainsi qu'on prescrira le sulfate de quinine, le salicylate de soude au rhumatisant; la lithine, la colchicine au goutteux; l'iodure de potassium et les frictions mercurielles au syphilitique acquis ou hérédi-taire.

Si l'iritis est symptomatique d'une ophtalmie sympathique, l'œil dangereux devra être énucléé, les frictions mercurielles seront ordonnées et continuées aussi longtemps que possible.

Parfois la maladie irienne complique un décol-lement de la rétine, on ne l'oubliera pas.

Le *traitement local* repose surtout sur l'emploi du collyre à l'atropine, vrai médicament irien qui permet d'éviter les dangereuses synéchies.

```
Eau................................ 5 gr.
Sulfate neutre d'atropine............. 0—03 cent.
```

telle est la formule qui sera employée dans la majorité des cas.

Les instillations seront d'autant plus fréquentes que la pupille se dilatera moins facilement. Elles seront suffisamment nombreuses pendant tout le cours de la maladie pour maintenir la pupille aussi dilatée que possible.

Deux à six instillations par jour seront ordinairement suffisantes.

On les continuera jusqu'à ce que *l'œil soit devenu blanc;* encore ne les cessera-t-on que progressivement.

Le collyre à l'atropine amène parfois des phénomènes toxiques généraux : vertiges, sécheresse de la gorge, nausées.

On les évitera en mettant le doigt sur le sac lacrymal au moment des instillations, en engageant le malade à cracher au même instant au lieu d'avaler sa salive. On les combattra par l'injection de morphine, par des gargarismes au café noir, par la diminution des doses, par la substitution à l'atropine du collyre :

Eau...................................... 5 gr.
Sulfate neutre de duboisine .... 0—02 cent.

Le malade atteint d'iritis portera sur l'œil un tampon sec de coton hydrophile.

Contre la douleur on prescrira les sangsues à la tempe, l'antipyrine, l'injection de morphine, des frictions autour de l'orbite avec la pommade :

Onguent hydrargyrique................. 10 gr.
Extrait de belladone.................. 5 —

Contre l'insomnie on donnera le bromure de potassium, le bromidia et surtout le chloral.

Je viens d'indiquer le traitement de la *forme*

simple et vulgaire de l'iritis ; voyons les modifications qu'on doit lui faire subir dans les diverses variétés.

Dans la *variété séreuse* on craindra surtout l'élévation de tension et la poussée glaucomateuse ; aussi devra-t-on être sobre d'instillations atropiniques. Si même ces craintes se réalisaient, on aurait immédiatement recours à l'ésérine.

Cette forme s'amende par les purgatifs salins, les boissons chaudes sudorifiques, les diurétiques.

La *variété parenchymateuse* réclame de très nombreuses instillations d'atropine et l'usage du mercure, même s'il n'y a pas de syphilis.

La *variété suppurative* se trouve bien des instillations alternées d'atropine et d'ésérine, de la chaleur humide sous forme de compresses chaudes boriquées, du sulfate de quinine, du salol et du salicylate de magnésie à l'intérieur.

La *forme chronique* à rechutes, entretenue par une diathèse, les synéchies, nécessite un long traitement médical, le séjour aux eaux minérales appropriées et souvent l'iridectomie, qui sera faite dans une accalmie.

Irido-choroïdite. — L'irido-choroïdite est justiciable du même traitement que la variété parenchymateuse.

Cyclite. — Même traitement que l'iritis.

OPÉRATIONS SUR L'IRIS.

Iridectomie.

Cette opération trouve ses indications : quand il s'agit d'établir une pupille artificielle optique qui doit toujours être très petite, siéger au niveau de la partie la plus transparente de la cornée, autant que possible dans le quart inférieur et interne ; lorsqu'on désire prévenir, par la rupture des synéchies, des rechutes fréquentes d'iritis, l'incision de l'iris devant être exécutée dans une période de calme ; enfin elle est excellente pour enrayer le glaucome aigu, surtout si elle est faite au début des accidents ; on doit alors placer l'incision de la cornée en haut sur le diamètre vertical et couper une portion étendue de la membrane irienne.

L'iridectomie s'exécute de la façon suivante : l'œil est cocaïnisé, bien désinfecté avec une solution tiède de sublimé à 1/3 à 4000 (sans alcool) ; le blépharostat interne est mis en place ; la pince à fixer a saisi la conjonctive près de la cornée en un point opposé à celui qui a été choisi pour la section. L'opérateur prend un fin couteau droit avec lequel il ponctionne la cornée près du limbe scléro-cornéen, et qu'il conduit parallèlement à l'iris, ressortant très près encore du limbe pour tailler un très petit lambeau par une section presque linéaire juste suffisante pour permettre l'introduction dans la chambre antérieure de fines pinces coudées qui saisiront l'iris près du bord pupillaire et l'attireront au dehors, où il sera sectionné le long de la cornée par les pinces-ciseaux de Wecker.

Si après la section l'iris fait de lui-même hernie, on se bornera à l'attirer légèrement par des pinces droites avant de le couper.

On s'assurera que l'iris rentre bien, que ses angles n'ont pas tendance à s'enclaver, au besoin on le repoussera avec une spatule en caoutchouc, puis on enlèvera les caillots ou débris d'uvée et on lavera l'œil de nouveau avant d'appliquer un pansement monoculaire sec (lint boraté ou gaze salolée) qui sera levé le lendemain, replacé et enfin enlevé définitivement le quatrième ou le cinquième jour. — L'œil sera abrité quelques jours encore avec les lunettes fumées.

La légère hémorrhagie qui se fait parfois dans la chambre antérieure se résorbe aisément; si le sang épanché semblait trop abondant, on pourrait le chasser avant le pansement, en entre-bâillant légèrement la plaie cornéenne avec une petite spatule.

Dès le deuxième jour l'atropine sera instillée, si l'iridectomie a été faite pour un leucome ou une iritis à rechutes. On emploiera, au contraire, l'ésérine en cas de glaucome.

Iridotomie. — (Voir *Cataracte*.)

Ophtalmie sympathique.

L'œil sympathisant doit, en tout cas, être énucléé, s'il est privé de vision ; s'il voit encore, il doit être enlevé si l'on peut espérer la guérison de l'œil sympathisé, et, au contraire, être respecté si le congénère est atteint d'une forme grave d'ophtalmie sympathique, telle que l'irido-choroïdite plastique, qui ne laisse guère d'espoir d'amélioration. On ne saurait trop répéter que, dans la majorité des cas, l'œil dangereux doit être sacrifié sans hésitation.

L'énucléation resterait inefficace si l'on ne traitait l'œil sympathisé par des instillations d'atropine, à laquelle on ne substituerait la pilocarpine que s'il existait des phénomènes glaucomateux, et si l'on ne soumettait le malade à un traitement prolongé par les frictions mercurielles. Ces précautions seront prises dès l'éclosion des phénomènes sympathiques, que l'énucléation ait pu ou n'ait pas pu être faite.

MALADIES DE LA CHOROÏDE.

Choroïdite.

Le médecin a peu de ressources pour combattre l'état local. Il recommandera bien le repos de l'organe, le port des verres fumés, il appliquera bien dans les phases congestives quelques ventouses Heurteloup à la tempe, prescrira des diurétiques, purgatifs ou sudorifiques (jaborandi, injections sous-cutanées de pilocarpine) ; mais il ne devra guère compter sur un succès s'il ne peut diriger sa médication contre la cause du mal, qui n'est pas toujours évidente.

Si celle-ci est bien établie, l'action est plus efficace.

La *chroroïdite goutteuse ou rhumatismale* est justiciable du salicylate de soude, des préparations de colchique, des granules de colchicine (1 à 3 milligrammes par jour) ; des eaux de Vichy, Vittel, la Bourboule, Bourbon-l'Archambault.

La choroïdite due aux *troubles utérins* ne peut s'améliorer que si ceux-ci sont combattus localement.

La *choroïdite des myopes* (scléro-choroïdite postérieure) demande le repos absolu des yeux et la prise régulière de pilules de sublimé (1 à 2 centigrammes de sublimé par jour).

La *choroïdite syphilitique*, qui s'accompagne de *hyalitis* (fins flocons du corps vitré), s'améliore très bien par les frictions mercurielles longtemps continuées et l'iodure à hautes doses ou, dans les cas graves, par les injections sous-cutanées de sublimé ou autres préparations hydrargyriques. Abadie aurait obtenu des résultats dans les *diverses variétés* de choroïdites, en injectant à plusieurs reprises sous la conjonctive une à deux gouttes d'une solution de sublimé à 1 p. 1000 (sans alcool).

La *choroïdite purulente* réclame l'énucléation ou le large débridement du globe oculaire.

La *choroïdite métastatique* doit être traitée par des ponctions du globe destinées à soulager le patient, par des lavages antiseptiques. Elle n'est que le symptôme d'une infection générale bien plus redoutable.

MALADIES DE LA SCLÉROTIQUE

Sclérite ou Épisclérite

La sclérite ou inflammation de la sclérotique peut affecter deux formes principales.

a. — Étendue sans limite précise à un segment du globe oculaire, elle lui communique une teinte rouge violacée spéciale et peut être appelée *sclérite en nappe*.

b. — Plus limitée elle produit au voisinage du limbe sléro-cornéen une ou plusieurs élevures, dont la teinte vineuse ne disparaît pas à la pression; elle porte alors le nom de *sclérite en bouton*.

La première variété ne sera confondue ni avec une simple hyperhémie conjonctivale, constituée par des vaisseaux plus superficiels et faciles à vider par la pression, ni avec l'injection péri-kératique de l'iritis très fine, régulièrement groupée autour de la cornée, toujours accompagnée de changements dans l'aspect de l'humeur aqueuse et de la membrane irienne.

La seconde se distingue de la phlyctène conjonctivale par sa coloration violacée permanente, par son volume souvent plus considérable, par l'absence

du pinceau vasculaire en forme de triangle, par sa
ténacité et sa longue durée.

La présence de l'élevure près du bord scléro-
cornéen, en cas d'infiltration cornéenne consécutive, suffit, pour qu'on ne soit pas tenté de prendre
cette infiltration pour une simple kératite.

La sclérite est remarquable par sa longue durée,
par la facilité avec laquelle elle récidive et quelquefois par son apparition périodique.

Elle se complique aisément d'infiltration et de
sclérose de la cornée et peut, par des retours suc-
cessifs, amener des déformations du globe oculaire
(scléro-choroïdite antérieure).

On a pu l'attribuer à la scrofule, à la syphilis, à
des troubles utérins, spécialement à ceux de la
ménopause ; mais elle apparaît le plus souvent
sous l'influence des diathèses rhumatismale ou
goutteuse. Elle peut être le premier phénomène
de la goutte héréditaire.

La sclérite ou épisclérite est justiciable d'un
traitement général et d'un *traitement local*.

La maladie est souvent d'origine rhumatismale
ou goutteuse. Aussi a-t-on conseillé de la combattre par le salicylate de soude (2 à 4 grammes),
le salicylate de lithine (4 grammes), les granules
de colchicine (1 à 4 milligrammes), l'iodure de
potassium, le sulfate de quinine. Tous ces médicaments sont infidèles.

Les eaux de Vichy, d'Aix, les bains de vapeur,
les sudations, l'hydrothérapie, les massages gé-

néraux, l'observance des règles hygiéniques spéciales aux arthritiques peuvent quelquefois parvenir à empêcher les récidives.

Localement, l'organe malade doit être mis au repos, comprimé par un tampon de coton sec surtout la nuit, soumis à des instillations de collyre à l'atropine, à des massages pratiqués à travers la paupière.

J'obtiens journellement les meilleurs résultats d'applications réitérées, sur les parties malades de la sclérotique, de pointes de feu très serrées et très nombreuses, mises avec le galvanocautère. Si la cornée avait tendance à se scléroser, on ferait et on répéterait au besoin la péritomie au thermocautère.

Glaucome

Le *glaucome* se caractérise par l'élévation de la tension intra-oculaire, *phénomène capital*, par la diminution de profondeur de la chambre antérieure, la dilatation et l'immobilité de la pupille, le rétrécissement du champ visuel du côté nasal.

Il est assez difficile de réunir les caractères de deux affections aussi cliniquement dissemblables que le *glaucome aigu* et le *glaucome chronique simple*.

Le premier à début brusque, accompagné de vives douleurs péri-orbitaires, d'injection sous-conjonctivale, de chémosis, de dureté considérable du globe, aboutissant facilement après une

ou plusieurs attaques à la dégénérescence glaucomateuse, diffère notablement du second. Celui-ci
passe souvent inaperçu ; peu douloureux il n'éveille
l'attention du malade que quand le champ visuel
est rétréci et que déjà la papille se montre excavée
à l'ophthalmoscope.

Entre ces deux types si tranchés je place une
variété intermédiaire, le *glaucome chronique inflammatoire*, qui participe des caractères de l'un et de
l'autre. C'est le trait d'union qui permet de réunir
ces variétés sous une même rubrique.

A la suite des enclavements de l'iris, des synéchies, des luxations du cristallin, des instillations
inopportunes d'atropine, etc., des phénomènes
glaucomateux peuvent se produire (douleur, élévation de tension), d'où la dénomination de *glaucome secondaire*.

Le *glaucome hémorrhagique* entraîne rapidement
la perte de l'œil ; son nom indique sa caractéristique.

Le glaucome est toujours une affection très sérieuse. La forme aiguë doit être, sous peine de
désastres irrémédiables, reconnue dans les premières heures.

Il y a dans cette variété deux signes capitaux :
l'élévation de tension et la dilatation pupillaire,
qui n'existent pas dans les conjonctivites, les iritis,
les kératites qu'on pourrait confondre avec· elle.

Il faut surveiller attentivement la marche des
iritis, des irido-choroïdites, et surtout l'emploi de

l'atropine chez les individus d'un certain âge. On vérifiera fréquemment la tension du globe oculaire pour ne pas se laisser surprendre par l'apparition du glaucome secondaire. On n'oubliera jamais que là où son emploi est le plus justifié (iritis, synéchies), *l'atropine est un médicament dangereux capable de produire des phénomènes glaucomateux très graves*.

Abordons le traitement qui peut être :

1° Médical,

2° Chirurgical.

1° *Traitement médical*. — *L'ésérine qui abaisse la tension intra-oculaire est le médicament anti-glaucomateux par excellence et peut toujours être employée avantageusement, quelle que soit la forme du glaucome*.

Dans le *glaucome aigu* on instillera 1 à 2 gouttes d'une solution de 0,05 centigrammes pour 10 grammes toutes les 2 à 3 heures à partir du début de l'attaque ; on pourra ainsi enrayer les progrès du mal et préparer l'iridectomie. Le traitement par l'ésérine n'est alors qu'un traitement d'attente et devra être complété par l'intervention opératoire qu'on fera suivre de nouvelles instillations du collyre myotique.

Dans cette variété on recommandera le sulfate de quinine à l'intérieur (0,60 cent. à 1 gramme) le bromure de potassium, le chloral, les injections de morphine. On n'oubliera pas qu'il faut combattre activement l'élément douleur.

Dans le *glaucome secondaire* on prescrira encore

l'ésérine ; dans le *glaucome chronique* le même collyre sera ordonné ; mais, comme il devra être longtemps continué, on ne l'instillera qu'une à deux fois par jour. Parfois il est mal supporté ; il amène des douleurs névralgiques ou de l'irritation conjonctivale, il sera alors remplacé par le nitrate de pilocarpine à la dose de 0 gr. 10 cent. pour 10 grammes, moins actif, mais mieux toléré.

L'emploi très prolongé des myotiques constitue jusqu'à présent le seul traitement efficace du glaucome chronique.

Le sulfate de quinine, l'antipyrine trouveraient leur indication en cas de poussées névralgiques.

Les iodures de potassium et de sodium mélangés au bromure peuvent rendre des services.

2° *Traitement chirurgical.* — Je ne veux pas ici décrire toutes les opérations employées contre le glaucome ; mais je dois signaler les heureux effets de la sclérotomie et surtout de l'iridectomie qui se montre merveilleusement efficace dans le glaucome aigu et dans certains glaucomes secondaires.

L'iridectomie, pour réussir, doit être faite aussi près que possible du début des accidents glaucomateux. On se gardera de la pratiquer dans le glaucome hémorrhagique, elle amènerait un désastre.

Le *traitement d'urgence* du glaucome consiste dans les instillations d'ésérine auxquelles on joindra très avantageusement une ponction de la chambre antérieure faite avec le couteau lancéolaire à arrêt,

si on hésite à pratiquer l'iridectomie ou la sclérotomie.

Dégénérescence glaucomateuse. — Si l'œil a perdu
toute perception lumineuse et reste le siège de
douleurs intolérables, l'énucléation s'impose. On
aura essayé préalablement des sclérotomies, des
ponctions vitréennes.

MALADIES DU CORPS VITRÉ.

L'*hyalitis* ou inflammation du corps vitré n'a d'autre traitement que celui de la maladie principale qui l'a provoquée : iritis, chooïdite, choriorétinite syphilitique, infection du globe oculaire.

Les *hémorrhagies* du corps vitré ne sont justiciables que du traitement général : ergotine, iodure, hamaméline, iodure et bromure de potassium. Par un examen complet du malade et de ses urines, on en dépistera la cause, qu'on cherchera à combattre par les moyens appropriés.

Les *mouches volantes physiologiques* seront négligées, les *mouches volantes pathologiques* seront traitées suivant la cause qui les a engendrées : choroïdites, myopie forte.

MALADIES DU CRISTALLIN

L'opération de la cataracte.

Voici quelques notions très simples sur les indications de l'opération de la cataracte. Je ne sais pas de meilleur moyen pour les faire ressortir que de répondre d'une façon très élémentaire aux questions qui sont posées le plus souvent. Je vais essayer d'être intelligible pour ceux qui ne veulent qu'effleurer ces études spéciales.

Comment reconnaît-on la présence d'une cataracte? Quand l'affection est ancienne, le diagnostic est des plus faciles ; le champ pupillaire est occupé par le cristallin opacifié dont la couleur blanche, grisâtre ou jaunâtre tranche sur le bleu ou le brun de l'iris.

Si la cataracte n'est pas encore complète ou si sa teinte n'est pas affirmative, on aura recours à l'éclairage oblique, c'est-à-dire qu'à l'aide d'une lentille tenue obliquement entre l'œil et un foyer de lumière on concentrera sur la pupille un faisceau lumineux qui rendra visible le trouble du cristallin.

On emploiera encore le simple miroir ophtalmoscopique sans loupe, et on ne tardera pas à constater que l'opacification du cristallin empêche d'éclairer le fond de l'œil, dont la coloration rougeâtre n'apparaît plus. L'emploi de quelques gouttes de cocaïne à 1/20 facilitera l'examen en dilatant la pupille.

Comment reconnaît-on sa nature ? A l'aspect, la cataracte molle est franchement blanche laiteuse, la cataracte dure est jaune ambré ou noirâtre ; la cataracte demi-molle est de teinte blanchâtre.

En général, les cataractes traumatiques, choroïdiennes, congénitales sont mollés, tandis que les cataractes séniles sont dures. Il ne faut pas oublier qu'une cataracte qui paraît molle peut posséder un noyau : ceci arrive parfois chez les enfants même.

La cataracte bien reconnue est-elle opérable ? Règle générale, une cataracte est opérable quand l'œil est sain (en dehors de la lésion du cristallin) et quand la santé du patient est suffisamment bonne. Parmi les circonstances propres à influencer la décision il y a donc :

1° Celles qui tiennent au globe oculaire ;

2° Celles qui dépendent du reste de l'organisme.

1° Une opération de cataracte ne peut donner de résultat satisfaisant qu'autant que le fond de l'œil est bon. On interrogera le malade sur ses antécédents héréditaires, les affections locales qu'il a pu avoir, l'état de sa vue avant l'apparition de la cataracte. Était-il myope, hypermétrope ?

Ainsi on pourra être mis sur la trace d'une ancienne atrophie papillaire, d'une vieille choroïdite, qui diminueraient singulièrement les effets heureux de l'opération. L'examen de l'autre œil, s'il n'est pas couvert, peut rendre un grand service, car souvent les affections profondes sont symétriques. Certaines cataractes sont symptomatiques de maladies, telles que le glaucome, le décollement de la rétine.

C'est alors que l'étude de la perception lumineuse est à recommander. On projettera sur l'œil un faisceau de lumière en priant le malade d'annoncer rapidement l'apparition de la lueur ; le miroir concave de l'ophtalmoscope vulgaire est parfait pour cet usage ; on promènera dans toute l'étendue du champ visuel une bougie allumée.

Lorsque la perception sera imparfaite, trop localisée ou nulle, mieux vaudra déconseiller l'opération. Mauvaise en bas, elle indique le décollement rétinien ; défectueuse en dedans, le glaucome chronique.

On instillera avec avantage l'atropine pour vérifier si la pupille est dilatable ; des synéchies trop considérables restreindraient les chances de succès.

On fera le palper de l'œil pour rechercher la tension à l'aide de deux doigts placés sur la partie la plus élevée de la paupière supérieure fermée. Un œil trop dur révélerait la présence d'un glaucome, un œil trop mou un décollement rétinien ou une liquéfaction du corps vitré ; l'abstention serait donc indiquée. Toutes les lésions profondes ne sont pourtant pas une contre-indication à l'extraction du cristallin ; certains glaucomateux chroniques peu avancés, certains myopes atteints de scléro-choroïdite postérieure bénéficieront encore de l'opération et conserveront longtemps la faculté de se conduire.

La luxation du cristallin opacifié est une indication formelle de l'intervention.

On n'opérera pas en cas d'altération des annexes de l'œil ; une blépharite, une conjonctivite chronique, un larmoiement, à plus forte raison une dacryocystite rendraient indispensable un traitement préparatoire pour éviter la suppuration de la plaie cornéenne susceptible d'être infectée par les microbes pathogènes de la conjonctive ou des voies lacrymales ; la dacryocystite, tant qu'elle n'est pas tout à fait guérie, est une contre-indication formelle à l'intervention.

2° Un examen attentif de l'état général des patients est indiqué. Il est rare qu'à l'âge où le cristallin s'opacifie, l'ensemble de l'organisme soit indemne de toute altération. Tel présentera les signes d'une artériosclérose, tel autre sera un brightique, tel autre un diabétique confirmé. Celui-ci aura de la bronchite et de l'emphysème, celui-là une affection du cœur et du foie.

Je ne crois pas que ces divers états pathologiques soient une contre-indication rigoureuse à l'opération ; mais on devra les prendre en sérieuse considération et ne tenter l'extraction qu'après avoir pris les précautions nécessaires pour éviter un accident irrémédiable. Une hémorrhagie dans le corps vitré ou dans la chambre antérieure est-elle à craindre chez un scléreux, par exemple : on pourra prévenir la complication par un traitement médical préparatoire, par des préparations d'ergotine données à l'intérieur ou en injections sous-cutanées quelques jours avant l'opération.

Chez le bronchitique on cherchera par la morphine et les opiacés à calmer les quintes de toux qui provoqueraient l'issue du corps vitré, la hernie de l'iris ou gêneraient la coaptation du lambeau.

Il arrive quelquefois que le traumatisme opératoire, si léger qu'il soit, détermine chez l'alcoolique une attaque de delirium tremens; on préviendra ce fâcheux événement en préparant le malade par une cure d'hydrothérapie, de bromure de potassium, de noix vomique, d'opiacés, en diminuant graduellement la dose des boissons ingérées.

Vous vous rappellerez qu'on a vu mourir d'hémorrhagie cérébrale des opérés de cataracte ; quoique le fait soit très rare, vous n'opérerez qu'avec les plus grandes précautions et les réserves les plus prudentes tout individu soupçonné de prédisposition spéciale, à plus forte raison déjà touché cérébralement (hémiplégiques, etc.).

La cataracte diabétique peut-elle être opérée? Sans hésiter, je réponds oui, à condition de prescrire un régime rigoureux et de n'opérer que pendant un abaissement marqué de la quantité de sucre. Une saison à Vichy peut être une garantie de succès.

Chez les diabétiques, on ne peut le nier, on observait assez souvent des complications post-opératoires; mais il faut proclamer hautement que, grâce à l'antisepsie, elles sont devenues de plus en plus rares. Le grand facteur des désastres réside dans l'infection de la plaie. Si nous supprimons cette cause par une antisepsie rigoureuse, les germes dangereux n'existant pas sur les lèvres de la section, il nous importera peu que le milieu soit plus ou moins favorable à leur développement. C'est là une grosse question sur laquelle je regrette de ne pouvoir insister. Plus j'avance dans la carrière, plus je me sens porté à opérer sans crainte les cataractes diabétiques : c'est vous dire que les succès m'ont encouragé ; à peine une iritis est-elle venue de temps en temps assombrir légèrement une statistique brillante.

Doit-on opérer avant la maturité de la cataracte? Autant que possible on attendra que la cataracte soit bien mûre, c'est-à-dire que le champ pupillaire ne laisse plus passer de rayons lumineux, qu'on ne puisse plus, avec le miroir, éclairer le fond de l'œil et que le malade ne distingue plus que le jour et la nuit.

L'opération faite à la période de maturité offre bien plus de chances de succès. En effet, il est plus aisé d'enlever les masses corticales qui ont une si grande tendance à former des cataractes secondaires.

Si le sujet ne peut voir assez pour gagner sa vie, on est autorisé à devancer l'heure de l'opération ; il est alors très avantageux de faire précéder l'extraction d'une iridectomie faite un mois ou deux avant la tentative finale.

L'iridectomie favorise la maturation, rend plus aisée l'issue des masses, assure un meilleur nettoyage de l'œil. Sans cette précaution on peut même opérer des cataractes non mûres avec de bons effets visuels ; mais je dois ici me faire l'apôtre des méthodes ultra-prudentes.

Doit-on opérer un œil quand l'autre est sain ? L'opération ne doit être tentée que si l'œil opposé est déjà atteint de cataracte ; en effet, après l'extraction, l'œil opéré est devenu hypermétrope de 10 a 12 dioptries et a besoin pour voir d'un fort verre convexe. Le malade préférera toujours se servir de l'œil normal, et par suite ne verra toujours que d'un œil. On ne peut déroger à cette règle que quand le patient insiste lui-même pour être opéré ou se trouve dans certaines conditions qui rendent difficile un nouveau déplacement.

Doit-on opérer les deux yeux en même temps ? Non, car des conditions défavorables peuvent agir sur les deux organes au même moment, conditions qui peuvent pour l'un des deux yeux ne plus exister plus tard. Si un échec survient lors de la première opération, le second œil reste comme une précieuse ressource.

Est-il jamais trop tard pour opérer? Non, l'œil ne s'atrophie pas derrière une cataracte, j'ai eu un résultat des plus heureux chez un individu qui depuis 26 ans avait une double cataracte.

Résumons-nous :

Aucun traitement ne peut empêcher le développement de la cataracte : celle-ci doit donc être opérée quand elle est mûre, c'est-à-dire quand l'opacité occupe toute l'épaisseur de la lentille, quand le sujet ne peut plus compter les doigts à environ 50 centimètres de distance.

Pour que l'opération réussisse, il faut que le fond d'œil soit sain, ce dont on s'assure par l'interrogatoire sur les antécédents et par l'étude de la perception lumineuse. Le malade doit annoncer rapidement l'arrivée sur l'œil et le sens de l'arrivée d'un faisceau lumineux envoyé par le miroir de l'ophtalmoscope ou une bougie alternativement cachée et découverte par la main de l'explorateur. Il faut aussi qu'il n'existe dans l'œil ou dans les annexes aucune cause d'infection telle que kératite, conjonctivite, affection des voies lacrymales qui devraient toujours être soignées et guéries avant l'extraction.

Le diabète, l'albuminurie, les maladies générales ne contre-indiquent pas l'opération. On ne saurait trop insister sur ceci que, quelles que soient la variété et la nature de la cataracte. quelle que soit la santé du patient, l'extraction peut réussir, à condition que les chances d'infection locale soient évitées.

OPÉRATION

Voici comment se pratique aujourd'hui l'*opération* de la *cataracte* dans la majorité des cas. Je ne décrirai que le procédé généralement adopté dit extraction simple, soit sans iridectomie préalable.

Le malade est étendu la tête légèrement renversée en arrière.

On commence par instiller dans l'œil à opérer une ou deux gouttes d'un collyre à la cocaïne ainsi formulé :

```
Eau.................................   5 gr.
Chlorhydrate de cocaïne.............   0—25 cent.
```

qui assure l'anesthésie de la cornée, puis en employant une solution tiède de sublimé à 1 p. 3,500 (sans alcool), on lave soigneusement les paupières et les culs-de-sac conjonctivaux. Le lavage terminé, l'asepsie assurée, on réinstille dans l'œil I à II gouttes de cocaïne.

L'opérateur se place alors à gauche du sujet s'il doit opérer l'œil gauche, en arrière de lui s'il doit opérer l'œil droit : il s'assure que les différents instruments à employer sont à sa portée et que, bien asepsiés, ils baignent, depuis un temps suffisant, dans de l'alcool pur.

Ces instruments sont : le blépharostat destiné à écarter les paupières, la pince garnie de mors de caoutchouc dépourvue d'arrêt qui doit fixer le globe oculaire, un fin couteau de Græffe pour la taille du lambeau cornéen, un kystitome pour la déchirure de la capsule cristallinienne, une curette destinée à presser sur le globe oculaire pour favoriser l'issue de la lentille et une fine spatule en caoutchouc capable de rentrer l'iris hernié.

Le chirurgien met en place le blépharostat, saisit de la main gauche le globe oculaire en pleine conjonctive immédiatement au-dessous du diamètre vertical et près de la cornée, abaisse légèrement le globe et prend dans la main droite entre le pouce et l'index le couteau qui va lui servir à tailler le lambeau, lequel doit occuper un peu plus du tiers supérieur de la cornée. On a renoncé aux lambeaux inférieurs.

Alors commence l'opération proprement dite qui se compose de quatre temps :

1° Taille du lambeau ;

2° Kystitomie ou déchirure de la capsule ;

3° Extraction du cristallin ;

4° Nettoyage de l'œil.

Pour l'exécution du premier temps, le chirurgien ayant mesuré son lambeau pénètre du côté temporal, avec le couteau au niveau du limbe

scléro-cornéen, traverse en avant de l'iris, san
le frôler, la chambre antérieure et ressort un peu
avant le limbe scléro-cornéen. Il a terminé la
ponction et la contre-ponction, il n'a plus qu'à
détacher la cornée en se tenant au voisinage du
limbe par de légers mouvements de va-et-vient,
et à ressortir un peu avant l'union de la cornée
et de la sclérotique, arrondissant le lambeau suivant la forme de la cornée.

Dans le deuxième temps, l'opérateur qui a
abandonné la pince à fixer, saisit le kystitome,
l'entre à plat dans la chambre antérieure, puis,
arrivé devant le cristallin en bas de la pupille, le
retourne et déchire la capsule largement en
remontant vers la partie supérieure de l'orifice
pupillaire. Il le remet sur le plat pour le retirer,
la discision achevée.

Dans le troisième temps, pour extraire le cristallin, il n'y a qu'à presser légèrement sur la partie inférieure de la cornée avec la curette pour
voir sortir la lentille. Ce temps doit être exécuté
doucement, sans effort. Il vaut mieux enlever l'é-
carteur avant l'extraction. Certains oculistes le
conservent pendant toute la durée de l'opération.

Après quoi les paupières sont refermées, recouvertes d'un tampon imbibé de sublimé, et on
attend quelques minutes avant de procéder à la
toilette de l'œil (quatrième temps) jusqu'à ce que
l'humeur aqueuse reformée puisse aider à chasser les débris de cristallin restés dans la chambre

antérieure et qui alors, le malade regardant en bas, sortent par de légères pressions faites sur le segment inférieur de la cornée à travers la paupière inférieure. L'œil ne doit être refermé et pansé que quand la pupille apparaît bien noire et que l'iris est rentré formant une pupille ronde. Si l'iris ne rentre pas spontanément on l'aide dans son évolution avec la spatule spéciale.

Le *pansement* ne doit être appliqué qu'après un nouveau lavage des culs-de-sac conjonctivaux à l'eau boriquée. Il sera placé sur les deux yeux et composé d'une rondelle sèche de lint boraté ou de gaze salolée recouverte de coton hydrophile sec, le tout maintenu par une bande de flanelle, de tricot ou de tarlatane mouillée formant binocle.

Le malade dont le régime n'a pas lieu d'être modifié gardera le lit dans une immobilité aussi complète que possible, et le pansement sera renouvelé le troisième ou le quatrième jour. L'œil ne serait inspecté avant ce moment qu'en cas de fièvre ou de douleur locale.

Dès que la chambre antérieure est reformée, il faut instiller tous les jours le collyre à l'atropine pour maintenir la pupille dilatée. Ceci est réalisé, en général, le quatrième jour.

Après la levée du premier pansement, on replace un deuxième pansement semblable, mais sur l'œil opéré seulement. L'appareil doit être levé chaque matin pour permettre le lavage de l'œil et les instillations d'atropine.

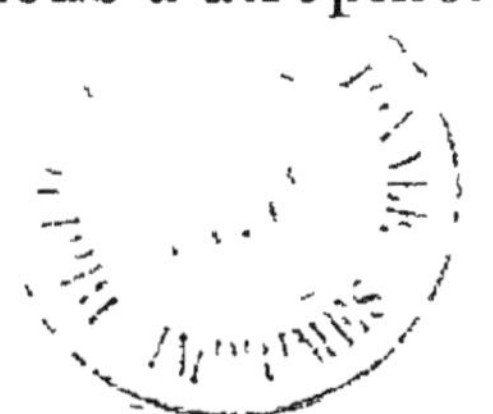

Vers le dixième jour, le pansement est supprimé et remplacé par des lunettes fumées qui seront portées tant que persistera la rougeur de l'œil. L'atropine doit être continuée jusqu'à parfaite dilatation de la pupille.

Le malade peut se lever le quatrième jour et sortir le quinzième environ.

On comprendra que je ne puisse ici que fournir des indications générales et qu'il m'ait été impossible d'indiquer les procédés divers d'extraction et les différents *accidents* qui peuvent se produire pendant l'opération. Je dois pourtant dire que si, à un moment quelconque de celle-ci, il se faisait une issue du corps vitré, l'opérateur devrait se hâter d'extraire le cristallin, fût-ce même avec la curette ou, si celui-ci était déjà sorti, de refermer les paupières immédiatement et d'appliquer le pansement sans chercher à vérifier l'état de l'œil ou à parfaire sa toilette.

J'ai indiqué le procédé vulgaire d'extraction. Je l'ai personnellement modifié en le rendant plus simple. plus sûr, plus rapide. J'ai supprimé l'emploi du blépharostat, de la pince, du kystitome, etc.; je ne me sers plus pour opérer les cataractes que d'un seul instrument, le couteau; mais mon procédé ne peut être exécuté que par les spécialistes : aussi ne l'indiqué-je ici que pour mémoire.

Décrivant ici la marche générale et les suites habituelles d'une opération de cataracte, je dois noter les *accidents post-opératoires* principaux qui sont : la lenteur de la cicatrisation de la plaie cornéenne qui nécessite l'emploi prolongé du bandeau, la hernie de l'iris justiciable d'une résection de la portion herniée faite, après cocaïnisation, avec les pinces-ciseaux de de Wecker, et enfin le plus redoutable de tous, le phlegmon de l'œil ou panophtalmie qui oblige à une énucléation immédiate. On reconnaît aisément que l'œil a été infecté et va suppurer, quand on constate du chémosis intense, du trouble cornéen au niveau de la plaie, un aspect louche de la chambre antérieure, de la fièvre et de très vives douleurs.

Des débris de cristallin, une capsule épaisse peuvent persister même après une intervention bien conduite et diminuer ou annihiler le résultat visuel, constituant une *cataracte secondaire* qui nécessitera une opération, qu'on ne doit pas tenter avant trois à six mois écoulés depuis la première intervention.

Si la pupille est restée perméable, on fera la *discision* en cas de membranule ténue, c'est-à-dire qu'on pratiquera avec un couteau triangulaire une légère ouverture dans la cornée, au niveau de l'ancienne cicatrice, par laquelle on introduira le kystitome destiné à détacher la membranule ; toujours avec une pupille non resserrée, on fera l'extraction des membranes ou capsules plus épaisses, avec une pince spéciale. On ne négligera aucune pratique antiseptique et on instillera régulièrement l'atropine dès le premier jour.

Si la pupille est obstruée, on devra faire l'*irido-tomie*, on s'assurera dans quel sens les fibres de l'iris sont tiraillées, tendues, puis, perpendiculairement à ce sens, près du limbe scléro-cornéen, on ponctionnera la cornée avec un couteau triangulaire. Par l'ouverture ainsi faite, on introduira une pince-ciseau de de Wecker dont une branche est mousse et l'autre pointue. Cette dernière fera brèche dans l'iris, si cela n'a déjà été fait, par la pointe du couteau, en pratiquant la ponction, et sera conduite sous la membrane, tandis que la branche mousse restera en avant d'elle. Il suffira alors de donner, bien perpendiculairement au sens de la traction des fibres iriennes, un coup sec pour voir ces fibres s'écarter et ouvrir une pupille suffisante.

Verres. — *Aphakie*. — Le cristallin enlevé, l'œil emmétrope devient hypermétrope de dix à onze dioptries environ. L'œil préalablement hypermétrope devient encore plus hypermétrope, l'œil myope est rendu moins myope, emmétrope ou hypermétrope, suivant le degré de la myopie préexistante.

L'état de l'œil privé de son cristallin, désigné sous le nom d'aphakie, fait que tout opéré de cataracte doit porter des verres pour voir nettement. Ces verres varient suivant l'état antérieur de la réfraction et doivent être cherchés par voie d'essai.

S'il s'agit d'un emmétrope, des verres convexes de 10 à 11 dioptries, additionnés d'un cylindre convexe de 2 à 3 D. à axe le plus souvent horizontal (nécessité par l'astigmatisme dû à la cicatrice), suffiront, en général, à la vision de loin ; tandis que la vision de près sera régularisée par des verres convexes de 16 à 18 D. augmentés du même cylindre.

Les verres ne seront donnés aux patients que deux ou trois mois après l'opération, et seulement si l'œil non opéré est moins bon que l'opéré, le premier devant alors être recouvert d'un verre dépoli s'il lui reste quelque vision qui, quoique insuffisante, serait une cause de gêne pour l'autre œil.

Luxations du cristallin.

Tout cristallin luxé doit être enlevé, car sa présence fait courir à l'œil de grands dangers.

L'extraction du cristallin luxé doit être pratiquée suivant le procédé que j'ai précisé, sans pince et sans écarteur, la paupière étant relevée par un aide. Lorsque la section de la cornée a été faite comme je l'ai indiqué à propos de la cataracte, après les mêmes précautions antiseptiques, on pratique l'iridectomie, puis on introduit dans l'œil, dessous ou derrière le cristallin, l'anse fenêtrée de Taylor qui doit rapidement amener l'organe déplacé contre la face postérieure de la cornée et le porter au dehors en le faisant glisser coutre la paroi de la membrane transparente.

Cette manœuvre doit être exécutée rapidement, si l'on veut éviter l'issue du corps vitré. Si celle-ci se produisait avant l'enlèvement du cristallin, on hâterait la sortie de la lentille, qui ne doit jamais être abandonnée dans l'œil. Si l'issue avait lieu après l'extraction, on se dépêcherait de fermer les paupières et d'appliquer un pansement en tout semblable à celui qui doit être mis sur les yeux opérés de cataracte.

Les suites d'une extraction du cristallin luxé sont les mêmes que celles d'une extraction de cristallin cataracté.

Si l'on ne pouvait opérer, on combattrait les accidents glaucomateux qu'amène le cristallin luxé par des instillations répétées de collyre à l'ésérine, au besoin par l'iridectomie.

MALADIES DE LA RÉTINE

Décollement de la rétine.

Je ne saurais recommander aucune des opérations vantées contre le décollement rétinien. Cette désespérante affection sera donc soignée par un traitement médical.

On conseillera le repos aussi complet que possible des yeux et du corps, parfois le décubitus dorsal, le bandeau compressif, les purgatifs salins, les diurétiques, les diaphorétiques, les faibles doses d'iodure de potassium et surtout les frictions mercurielles.

L'atropine serait instillée s'il y avait tendance à l'iritis.

Gliome de la rétine.

Si la tumeur n'a pas perforé la coque oculaire, on pourra se contenter de l'énucléation faite aussitôt que possible ; mais si l'orbite est envahi. il faut évider totalement cette cavité, voire même en ruginer les parois.

Rétinites.

Quelle que soit la variété de rétinite, le médecin prescrira le repos complet des yeux, leur protection au moyen de conserves fumées, et s'occupera surtout de la cause qui a engendré le mal.

La *rétinite brightique* s'améliore assez bien sous l'influence du régime lacté exclusif et des doses moyennes ou faibles d'iodure de potassium, sans parler, bien entendu, des autres moyens qui doivent être activement dirigés contre la maladie générale.

La *rétinite diabétique* est plus difficile à enrayer, elle n'a d'autre traitement que celui du diabète.

La *rétinite syphilitique* guérit bien par les prises de 6 à 8 grammes d'iodure de potassium et les frictions mercurielles faites par séries de dix, aussi souvent répétées que possible. Les injections sous-cutanées de sublimé peuvent rendre de réels services.

En présence d'une *rétinite hémorrhagique*, on s'enquerra de l'état du système circulatoire et du liquide sanguin, et on agira suivant les indications révélées par l'examen.

Un régime sévère non excitant, une hygiène rigoureuse, une cure prolongée avec les faibles doses d'iodure de potassium peuvent donner des résultats.

La *rétinite pigmentaire* pourrait être traitée par

les frictions mercurielles faites pendant longtemps, tous les mois, par séries de huit à dix. On
ne connaît pas encore de traitement réellement
efficace de cette maladie.

Embolie de l'artère centrale de la rétine.

Les prises d'iodure de potassium, les ventouses
sèches sur la nuque, les vésicatoires aux tempes
et sur l'apophyse mastoïde, les massages de l'œil
sont-ils à recommander autrement qu'au point de
vue moral?

MALADIES DU NERF OPTIQUE

L'atrophie de la papille est incurable ; le médecin ne pourra qu'éloigner l'échéance fatale ou obtenir un temps d'arrêt dans l'évolution du processus destructif. Il s'attachera surtout à combattre, par les moyens connus, les causes du mal : tabes, paralysie générale, sclérose des vaisseaux cérébraux, ramollissement cérébral, syphilis, alcoolisme, etc. Il aura donc, le plus souvent, à prescrire l'iodure de potassium, les frictions mercurielles, les pilules de nitrate d'argent à 2 centigrammes, les préparations de strychnine, les prises d'ergot de seigle, les pointes de feu sur la colonne vertébrale et le séjour aux eaux de Lamalou.

Les courants continus, 4 à 6 éléments pendant cinq minutes chaque matin, le pôle positif étant appliqué derrière l'oreille et le négatif sur la paupière fermée, ont semblé donner quelques résultats favorables.

Névrite optique.

Ici encore le traitement de la cause doit dominer. On n'oubliera pas que les causes cérébrales sont les plus fréquentes, et que, parmi elles, les plus ordinaires sont les tumeurs et les méningites. La syphilis, l'albuminurie, les compressions intra-orbitaires peuvent encore engendrer la névrite optique.

L'emploi des sangsues, des révulsifs, des purgatifs, peut être essayé, mais sans grand espoir de succès.

Lorsque la névrite optique est sous la dépendance de la syphilis, même d'une tumeur cérébrale syphilitique, on obtient souvent de remarquables résultats des hautes doses d'iodure de potassium et des frictions mercurielles (8 à 10 grammes par jour). Il faut agir sans timidité et prescrire d'emblée un traitement des plus énergiques.

S'il s'agit d'une névrite optique d'origine brightique, le régime lacté exclusif doit être ordonné.

Tumeurs du nerf optique.

Après échec du traitement antisyphilitique, il faut pratiquer l'ablation de la tumeur. Il est parfois possible de conserver le globe oculaire.

Amblyopies. — Héméralopie.

La diminution de la vision sans lésion appréciable à l'ophtalmoscope, appelée aujourd'hui *amblyopie*, reconnaît des causes multiples qui ont fait classer les amblyopies en : amblyopies congénitale, toxique, d'origine cérébrale, et amblyopie hystérique.

L'amblyopie *congénitale* est incurable ; les exercices méthodiques de l'œil amblyope ne donnent pas de résultats.

L'amblyopie *toxique* (alcoolique, nicotinique, quinique ou saturnine) guérit, quelle qu'en soit l'origine, par la suppression de la cause nocive et quelques adjuvants.

A l'alcoolique et au nicotinique on imposera la suppression brusque et complète de l'alcool et du tabac, on recommandera l'hydrothérapie et l'usage local des courants continus (4 à 5 éléments pendant cinq minutes de chaque côté tous les matins).

Le malade prendra avec avantage à chacun des deux repas principaux une cuillerée à soupe de la potion suivante :

Eau...........................	300 gr.
Bromure de potassium...................	12 —
Teinture de noix vomique........	6 —

L'amblyopie *quinique* est justiciable des diuré-

tiques abondants et des purgatifs légers et répétés.

Les *saturnins* amblyopes feront large usage des
purgatifs, des bains sulfureux, des courants continus et de l'iodure de potassium à hautes doses.

Le traitement de l'*amblyopie d'origine cérébrale* est
celui de la cause qui l'a produite. Inutile d'insister
sur l'importance des frictions mercurielles et des
prises d'iodure si la syphilis est en jeu.

L'*amblyopie hystérique* doit être traitée par la
métallothérapie, les aimants, l'hydrothérapie,
l'électricité statique. Il est presque banal d'indiquer le ou les bromures.

L'héméralopie *symptomatique* (rétinite pigmentaire) n'a d'autre traitement que celui de la cause
qui l'a engendrée.

L'héméralopie *essentielle*, qui survient chez les
individus placés dans des conditions défectueuses
d'hygiène et d'alimentation (prisonniers, marins,
soldats), guérit très bien lorsque ces individus
sont soustraits aux causes nocives, bien nourris
et soumis à un traitement tonique. L'huile de foie
de morue est un excellent agent curateur de l'héméralopie.

Le port de verres fumés est utile.

MALADIES DES MUSCLES DE L'ŒIL

Paralysies des muscles de l'œil.

La présence de la diplopie en facilite le diagnostic. Ce symptôme, qui, parfois, veut être re-
cherché au moyen d'un verre rouge placé sur l'un
des yeux et d'une bougie promenée dans le champ
du regard, est souvent une cause de trouble, de
vertige pour le malade, qui en réclame avant tout
la suppression. Celle-ci se réalise immédiatement
par l'occlusion d'un œil ou mieux par le port
devant l'œil malade ou l'un des yeux d'un verre
dépoli, opaque, qui permettra au sujet de se
livrer à la marche, à ses travaux habituels sans
éprouver de gêne marquée.

Les malades qui n'ont qu'une paralysie isolée
du sphincter de l'iris, se traduisant par de la
mydriase, sont très éblouis et soulagés par le
port de verres fumés ou par des instillations myotiques de collyre à la pilocarpine. Si la mydriase
s'accompagne de paralysie de l'accommodation,
les patients feront parfois usage utilement de
verres convexes pour les travaux de près.

Ces moyens palliatifs permettent de soulager le

malade en attendant la guérison qui ne saurait être obtenue sans une médication énergique dirigée contre la cause qui a déterminé la paralysie musculaire : syphilis, tabes, affection cérébrale, diphtérie, diabète, rhumatisme.

L'électricité employée sous forme de courants continus, 4 à 6 éléments chaque matin pendant cinq minutes, est un excellent adjuvant du traitement général. Le pôle positif sera placé derrière l'oreille et le pôle négatif sur la paupière fermée au niveau du muscle paralysé.

La ténotomie et l'avancement capsulaire sont des opérations qu'on peut pratiquer pour corriger les déviations dues à d'anciennes paralysies, alors que tout espoir de guérison a disparu.

Strabisme.

Pour la cure du strabisme, il ne faut guère compter sur les moyens médicaux, les exercices stéréoscopiques, les louchettes, l'occlusion d'un œil, les prismes.

Toutefois, dans le strabisme convergent, alternant, d'origine hypermétropique, on obtiendra parfois des résultats en faisant porter à l'enfant, de près et de loin, des lunettes correctrices de son hypermétropie et en soumettant le petit malade à une cure prolongée d'atropine. Dès que le strabisme devient permanent, l'opération est la seule ressource.

Le strabisme divergent doit toujours être opéré.

Les opérations de strabisme. quand on a le choix, doivent se faire entre six et douze ans; il n'est jamais trop tard pour intervenir.

Les faibles degrés de strabisme se corrigent par une simple ténotomie du muscle rétracté dont on peut doser l'effet en débridant plus ou moins, ou, au contraire, en suturant la conjonctive.

Les degrés plus élevés nécessitent, outre la section du tendon rétracté, le renforcement du muscle antagoniste, réalisé à merveille dans l'opération à laquelle de Wecker a donné le nom d'avancement capsulaire, laquelle a pour but d'accroître la force du muscle en transportant vers la cornée son insertion capsulaire.

Les suites des opérations de strabisme sont des plus bénignes.

MALADIES DU GLOBE OCULAIRE

Blessures de l'œil.

D'une manière générale elles nécessitent la rigoureuse désinfection de l'œil et la mise en place d'un pansement aseptique après qu'on aura extrait les corps étrangers.

L'asepsie de l'œil se réalise par d'abondants lavages faits avec une solution chaude de sublimé à 1 pour 3.000. Cette solution, comme je l'ai prouvé, ne peut causer aucun accident si elle ne contient pas d'alcool et si elle est soigneusement filtrée.

Le liquide doit pénétrer dans les culs-de-sac conjonctivaux et bien irriguer l'angle interne de l'œil, région où s'accumulent les germes provenant des voies lacrymales. La surface externe des paupières, le bord ciliaire ne doivent pas échapper au lavage. Parfois même le nez, les voies lacrymales doivent être désinfectés, sous peine de laisser illusoire l'asepsie oculaire.

Les objets de pansement doivent être retirés de l'étuve. Je donne, en général, la préférence aux pansements secs. Voici celui qui répond aux besoins journaliers, quand il s'agit d'un traumatisme ou d'une plaie infectée : l'œil, bien lavé au sublimé, est séché avec un tampon de coton hydrophile, puis immédiatement recouvert d'une rondelle de lint boraté ou de gaze salolée, par-dessus laquelle est appliqué un coussinet de ouate aseptique, le tout étant retenu par une légère bande de tricot ou de tarlatane mouillée; en séchant, la tarlatane devient dure et résistante; on lui donnera donc la préférence pour les pansements rares.

Les plaies de la conjonctive doivent être suturées si elles sont linéaires; les plaies de la cornée ne nécessitent pas de manœuvre spéciale à moins qu'elles ne laissent échapper une portion de l'iris. qui serait réséquée; les plaies du cristallin ne tardent pas à amener une cataracte traumatique qui ne sera opérée qu'après disparition des phénomènes irritatifs ; tout cristallin luxé doit être enlevé dès que l'état de l'œil le permet; les plaies peu étendues de la sclérotique guérissent sous le simple pansement; celles, plus graves, qui laissent échapper le corps vitré, doivent être recouvertes par un lambeau de conjonctive qu'on suturera au-devant d'elles.

Les manœuvres qui permettent l'ablation des corps étrangers de la chambre antérieure, du cristallin ou de l'humeur vitrée sont infiniment délicates et varient suivant la position du corps étranger; l'emploi de l'électro-aimant peut les favoriser.

L'énucléation s'impose dans le cas de très grands délabrements ou de corps étrangers profonds qu'on ne peut enlever ou qui amènent des phénomènes réactionnels; toutefois je ne saurais trop recommander de ne pas pratiquer d'énucléations hâtives. On a toujours le temps d'intervenir, à moins de menace de sympathie, et on sera souvent étonné de voir, après quelques jours, l'aspect satisfaisant d'un œil qu'on avait été tenté d'énucléer d'emblée.

Brûlures de l'œil.

Si la brûlure a été causée par un agent liquide, il faut laver abondamment l'œil et les culs-de-sac conjonctivaux avec de l'eau bouillie; si elle est due à un solide (chaux, plomb fondu), il faut enlever avec une pince toutes les parties qui restent en contact avec l'œil et ne procéder au lavage que s'il ne reste aucune matière étrangère qu'il y aurait chance de diluer. On introduira ensuite entre les paupières une grande quantité de vaseline blanche pure et on pansera avec un linge imbibé de vaseline, à moins que, dans les cas de brûlure de la cornée, on ne préfère appliquer des compresses tièdes, souvent renouvelées.

Gosselin a montré l'efficacité des lavages à l'eau sucrée dans les cas de brûlures par la chaux. Il se forme ainsi un saccharate de chaux soluble et inoffensif.

Le jeu des paupières doit être rigoureusement surveillé lorsqu'il y a eu brûlure sérieuse de la conjonctive ; il faut à tout prix éviter la formation d'un symblépharon, ce à quoi on arrive par l'introduction répétée de la vaseline dans les culs-de-sac, qu'on mobilisera fréquemment, entre lesquels même on introduira de la gaze imbibée de vaseline pour prévenir les adhérences.

Phlegmon de l'œil. — Panophtalmie.

La panophtalmie se révèle par du gonflement et de la rougeur des paupières, du trouble de la cornée, de l'iris, de la chambre antérieure, un violent chémosis et des douleurs atroces.

Elle nécessite l'énucléation immédiate du globe oculaire. Dans le cas où le malade refuserait de se soumettre à cette opération, on pourrait faire soit l'incision cruciale, soit un large débridement permettant l'issue facile du pus et des parties mortifiées, y joignant de grands lavages antiseptiques irriguant la cavité scléroticale. L'exentération, qui a été vantée, est inférieure à l'énucléation.

Énucléation du globe oculaire.

L'énucléation est indiquée dans le cas de graves traumatismes, de déformations considérables, de tumeurs malignes du globe, de néoplasmes orbitaires, de phlegmon de l'œil, de douleurs intolérables et incoercibles provenant d'un œil dont la vision est abolie.

C'est la seule opération qui puisse prévenir l'ophtalmie sympathique et souvent la guérir.

Voici comment on la pratique :

Après avoir soigneusement désinfecté le champ opératoire avec la solution de sublimé à 1 pour 3.000 et placé le blépharostat externe, le chirurgien saisit la conjonctive au niveau de la partie supérieure de la cornée et la détache circulairement avec des ciseaux courbes autour de cette membrane au delà de l'insertion des muscles droits. Ceci fait, à l'aide du crochet à strabisme, il soulève l'insertion de ces muscles et la détache à coups de ciseaux, en adoptant l'ordre qui suit : droit supérieur, droit interne, droit inférieur et enfin droit externe. L'opérateur coupe au ras de la sclérotique ces insertions, excepté celle du droit externe, dont une petite portion reste adhérente à l'œil de façon à pouvoir être saisie par la pince à griffes qui, tirant sur elle, luxe le globe ; ainsi de forts ciseaux courbes peuvent être, par le côté externe, introduits en arrière du nerf optique, qui est coupé d'un coup sec. Le globe est alors facilement tiré en avant et débarrassé de l'insertion des obliques qui y adhèrent encore.

L'hémorragie consécutive est généralement insignifiante, et peut être prévenue en introduisant, dans la cavité, un tampon de coton hydrophile imbibé de sublimé qu'on retire après quelques minutes, pour faire une grande irrigation.

Un pansement aseptique est alors appliqué sur les paupières et levé le lendemain et les jours suivants, pour permettre le lavage de la plaie. Il peut être supprimé au bout de cinq ou six jours, mais les lavages intérieurs doivent être continués pendant trois semaines environ.

Après ce laps de temps l'*œil artificiel* qui, grâce au procédé que je viens de décrire, jouira d'une parfaite mobilité, pourra être adapté.

Il est très important de bien se pénétrer *des soins que nécessi e le port d'un œil artificiel.*

Depuis le commencement du siècle, la fabrication des yeux artificiels ne semble pas avoir fait grand progrès. C'est, en effet, à cette époque que remonte l'introduction, dans la prothèse, des yeux en émail découverts ou vulgarisés par Hazard-Mirault. Quoique Van Duyse ait essayé de substituer à l'émail le vulcanite et que Frölich ait voulu le remplacer par le celluloïd, c'est encore l'émail qui permet d'obtenir les pièces les plus satisfaisantes, malgré la facilité avec laquelle il s'altère.

Les conditions qui assurent le port régulier de l'appareil prothétique sont : 1° le bon état de la cavité; 2° la qualité de l'œil artificiel.

La cavité doit être saine, lisse, dépourvue d'adhérences ou de fongosités, capitonnée d'un moignon doué d'un volume suffisant et d'une parfaite mobilité.

L'œil artificiel sera poli, net, exempt de toutes

rugosités, à bords émoussés, nullement tran-
chants. Son volume sera approprié à celui de la
cavité et tel qu'il ne gêne pas la fermeture des
paupières. Il sera toujours dans un état d'asepsie
convenable, ne devant pas devenir, pour la conjonctive, un agent d'irritation ou d'infection.

Le chirurgien qui vient de pratiquer une énucléation, ne doit pas borner là son rôle. Seront de
mon avis tous ceux qui ont assisté au véritable
supplice qu'endurent les malheureux porteurs
d'un œil artificiel qui devient pour eux une source
de douleurs, d'irritation conjonctivale et de soins
répétés. Ces accidents sont dus à ce que, la plupart du temps, l'opérateur se borne à assurer la
guérison de la plaie et livre le patient à l'ocula-
riste, sans autre avis.

Le médecin a le devoir, après avoir permis le
port de la pièce, trois semaines ou un mois après
l'opération, quand la cavité n'est plus irritée et ne
sécrète pas, d'indiquer à son malade les soins à
prendre pour prévenir des ennuis. Ces soins con-
cernent : 1° l'œil ; 2° la cavité.

L'*œil*, doué des qualités indiquées plus haut, et
dont le chirurgien devra se rendre compte par
lui-même, ne sera jamais porté pendant vingt-
quatre heures de suite. Il sera enlevé tous les soirs
et placé dans un vase contenant une solution tiède
d'eau boriquée à 4 pour 100, après avoir été soigneusement essuyé avec du coton hydrophile stérilisé ; plongé dans une solution trop froide, il se

fendrait et éclaterait même. Il ne devra être replacé le lendemain matin qu'après qu'on se sera assuré de son état aseptique et de l'absence de toute rugosité à sa surface ou sur ses angles. Il ne devra être manipulé que par des mains soigneusement nettoyées, exemptes de toute souillure. La moindre éraillure nécessitera le remplacement de l'appareil, l'irrégularité rendant le nettoyage moins facile et jouant le rôle de corps irritant. Il sera bon que le sujet soit muni d'un œil de rechange, conservé dans un flacon stérilisé, entre deux couches de ouate également stérilisée. En moyenne, le même œil ne peut être porté plus de quatre à six mois consécutivement.

Le patient doit apprendre à placer et à retirer lui-même l'œil artificiel. Pour le mettre, il soulève la paupière supérieure en regardant en bas et introduit ainsi au-dessous d'elle la grosse extrémité de l'objet qu'il replace ensuite de manière que le grand axe soit horizontal; il n'a plus alors qu'à abaisser la paupière inférieure, afin que le bord de la pièce puisse se loger dans le cul-de-sac.

Pour l'enlever, il n'a qu'à écarter la paupière inférieure en l'abaissant et à introduire sous la pièce une tête d'épingle ou un crochet *ad hoc* qui dégage immédiatement celle-ci, dont il faut à ce moment éviter la chute.

La *cavité normale* doit être lavée matin et soir avec une solution tiède d'eau boriquée. Elle peut être remplie de cette solution laissée quelque temps en contact avec elle, ce qui se réalise aisément quand le patient renverse complètement la tête en arrière pendant deux ou trois minutes. Elle ne doit recevoir la pièce que quand elle n'offre aucune trace d'irritation ou de sécrétion.

Si la *conjonctive* est *irritée* ou *douloureuse*, la pièce ne sera pas portée pendant quelques jours, jusqu'à ce que toute trace d'irritation ait disparu. En l'absence de la pièce, il sera bon de continuer les irrigations boriquées et de protéger la cavité béante, au moyen d'un bandeau maintenant un tampon de gaze stérilisée recouverte par du coton hydrophile.

Si la cavité *sécrète moyennement*, mêmes précautions, et remplacer les lavages boriqués par des irrigations au sublimé à 1 pour 4.000.

Si la cavité *sécrète abondamment*, il pourra être utile d'en cautériser toute la surface avec un pinceau trempé dans une solution de nitrate d'argent à 2 pour 100, la cautérisation étant renouvelée tous les jours ou tous les deux jours, suivant l'abondance de l'écoulement, et continuée jusqu'à siccité de la muqueuse.

S'il existe des *adhérences* peu étendues, on pourra les faire disparaître chirurgicalement; si ces adhérences sont considérables, il faudra parfois renoncer au port de la pièce artificielle et fermer la cavité par la suture des paupières.

Si la cavité se remplit de *bourgeons charnus*, on

détruira directement ceux-ci avec le crayon de nitrate d'argent ou le thermo-cautère.

Le port de l'œil artificiel ne sera jamais autorisé avant la guérison confirmée de toute altération de la conjonctive.

En résumé, l'asepsie de la pièce et de la cavité étant assurée, le port d'un appareil prothétique ne sera bien toléré que si on réalise ce désideratum : pièce nette dans une cavité saine.

MALADIES DES PAUPIÈRES

Blépharites.

Quelle qué soit la variété de blépharite, on se préoccupera de l'état général du patient, qu'on modifiera par les moyens connus, employés contre la scrofule et l'arthritisme; causes les plus communes de l'inflammation du bord palpébral.

Le malade évitera la lumière trop vive, les poussières, les frottements intempestifs. Il protégera ses yeux avec un lorgnon légèrement fumé. Il fuira le séjour dans l'air confiné, vicié ou altéré par la fumée du tabac. Son régime ne sera jamais excitant.

Le *traitement local* sera établi d'après la variété de blépharite.

La *blépharite érythémateuse* est souvent symptomatique d'un vice de réfraction ou d'une obstruction des voies lacrymales. Dans le premier cas, elle cède à l'emploi de verres correcteurs appropriés; dans le second, à des cathétérismes réguliers.

L'irritation peut encore être entretenue par un pince-nez porté trop près des cils, par le contact habituel des poussières (scieurs de long, boulangers. tanneurs), par le séjour dans l'air confiné ; toutes ces causes sont faciles à éviter.

En outre du traitement étiologique, le plus important, on prescrira l'application matin et soir sur les yeux pendant vingt minutes de compresses chaudes bien mouillées, trempées dans la solution :

Eau................................... 300 gr.
Sulfate de zinc...................... 1—50 cent.

et des onctions faites le soir au coucher, sur le bord des paupières, avec de la vaseline pure.

Dans la *blépharite eczémateuse :*

a. S'il y a réaction inflammatoire vive, on la calmera par l'application nocturne de cataplasmes de fécule de riz et par des compresses chaudes multipliées trempées dans :

Eau........................... .... 300 gr.
Acide borique....................... 40 —

b. Si la réaction est modérée, on emploiera matin et soir, pendant quinze à trente minutes, des compresses tièdes bien mouillées, trempées dans une solution de sublimé (Trousseau) ainsi formulée :

Eau................................... 500 gr.
Sublimé............................. . 0—05 cent.
    (Sans alcool)

c. Si l'eczéma est torpide, on mettra sur les paupières trois fois par jour, pendant vingt minutes chaque fois, des compresses tièdes trempées dans de l'eau additionnée d'alcool pur à 96° (XX gouttes pour un bol), ou de résorcine (1 cuillerée à café pour un bol).

Le soir, au coucher, on enduira le bord ciliaire avec la pommade suivante :

Vaseline.............	5 gr.
Oxyde de zinc......................	0—20 cent.

Ou avec celle-ci s'adressant aux cas chroniques :

Vaseline......................	5 gr.
Précipité rouge...............	0—03 cent.

Ou encore avec :

Vaseline.............	5 gr.
Huile de cade......................	0—35 cent.

si l'eczéma est tout à fait torpide.

La *blépharite pityriasique* est justiciable des compresses tièdes au sulfate de zinc, mais surtout d'une des deux pommades :

Vaseline..................., ...	
Lanoline.....................	$\widetilde{a}a$ 5 gr.

Ou bien :

Vaseline........................	5 gr.
Oxyde jaune d'hydrargyre...........	0—25 cent.

En cas de vives démangeaisons, on ferait faire des lotions phéniquées tièdes (50 centigrammes pour 100 grammes) et des onctions avec la pommade :

Vaseline........................ .	5 gr.
Acide phénique......................	0—50 cent.

La *blépharite hypertrophique* se traite comme la précédente variété.

Dans les cas rebelles, on scarifiera le bord des paupières ou on le traversera à plusieurs reprises avec la pointe fine du galvano-cautère.

Dans la *blépharite ulcéreuse* les soins de propreté doivent être minutieux et la paupière doit être débarrassée de toutes les croûtes qui l'encombrent, dont la chute peut être favorisée par l'application nocturne de cataplasmes de fécule. Tous les cils malades doivent être épilés.

Quand la paupière est nette, on fait mettre sur es yeux deux à trois fois par jour des compresses trempées dans :

Eau...	300 gr.
Acide phénique..............................	1—50 cent.

Ou bien dans :

Eau...	300 gr.
Sublimé.......................................	0—05 cent.
(Sans alcool)	

si les sécrétions sont abondantes.

Dès que les paupières sont suffisamment désinfectées, on doit s'adresser aux ulcérations qu'on guérit, soit en les cautérisant avec la pointe effilée d'un crayon de nitrate d'argent, soit en les badigeonnant avec un pinceau trempé dans de la teinture d'iode et bien étanché.

Quand les ulcérations sont cicatrisées, on abandonne les moyens précédents, on prescrit les compresses au sulfate de zinc et on choisit parmi les pommades indiquées plus haut, par tâtonnement, celle qui est la mieux tolérée.

Le médecin surveillera pendant tout le cours du traitement l'état des voies lacrymales et interviendra, si besoin est, par le cathétérisme.

La *blépharite phtyriasique* (pediculi) cède à l'enlèvement à la pince des œufs et aux lotions de sublimé.

Orgelet.

L'orgelet (Compère-Loriot) doit son nom, disent les auteurs classiques, à l'analogie qu'il offre avec un grain d'orge.

C'est une sorte de furoncle qui siège sur le bord libre des paupières, et qui se présente sous la forme d'un petit bouton dur, rouge, douloureux, dont le centre se ramollit bientôt, blanchit et ne tarde pas à crever.

Sa durée moyenne est de cinq à six jours.

Le diagnostic de l'orgelet est, en général, des plus faciles; pourtant il existe parfois un œdème palpébral et un chémosis tels qu'il a pu y avoir confusion avec une ophtalmie purulente, un phlegmon de la paupière ou du sac lacrymal. On évitera ces erreurs avec un peu d'attention en recherchant un point douloureux et saillant sur le bord du voile palpébral tuméfié.

L'orgelet guérit assez rapidement sans laisser

de traces, mais il est fort douloureux et récidive avec une grande facilité, si bien que sa présence renouvelée constitue pour quelques individus un supplice véritable.

Pendant la période inflammatoire, il faut user largement de la méthode antiphlogistique : compresses chaudes boriquées, applications nocturnes de cataplasmes de fécule. On peut faire avorter le furoncle en le cautérisant avec une pointe de galvano-cautère.

A la période de maturité, dès que le centre de l'orgelet bombe et blanchit, il faut l'inciser avec une lancette ou le galvano-cautère, puis laver avec le sublimé à 1/2000 et panser avec une rondelle de lint boraté imbibée d'eau boriquée et recouverte de gutta-percha laminée.

On préviendra le retour de l'orgelet en faisant éviter ses causes déterminantes : séjour dans l'air vicié et confiné, frottements répétés exercés par les mains ou par un pince-nez placé trop près des cils, blépharites chroniques. Les amétropes, surtout les hypermétropes et les astigmates voient souvent cesser les poussées d'orgelets après correction de leur amétropie par des verres convenables.

On aura parfois à combattre une véritable diathèse furonculeuse par un régime doux, l'arsenic, le naphtol.

Abcès des paupières.

L'abcès, le phlegmon des paupières doit, dès
que le pus est collecté, être incisé avec toutes
les précautions antiseptiques en usage; l'incision sera aussi délive que possible et parallèle au
bord palpébral. Au début de l'affection, on pourrait essayer des compresses chaudes boriquées.

Déformations des paupières.

Ectropion.

Si l'ectropion accompagne une paralysie faciale,
on traitera cette paralysie et on appliquera sur
l'œil un bandeau compressif.

D'une façon générale, du moment que l'ectropion n'est pas dù à une rétraction cicatricielle, il
cède lorsqu'on soigne la cause qui l'a produit et
qu'on aide à sa réduction par le bandeau compressif. C'est ainsi que l'ectropion lacrymal guérit
par les cathétérismes. l'ectropion blépharitique
par l'un des traitements habituels de la blépharite. Un ectropion engendré par du chémosis se
trouverait diminué par des scarifications de la
muqueuse.

Pour aider à la réduction des ectropions, on
pourra faire dans des culs-de-sac conjonctivaux
des cautérisations journalières au nitrate d'argent
à 2 p. 100 ou réséquer un lambeau de muqueuse
en suturant les deux lèvres de la plaie produite

par la section, ou encore faire une suture partielle de l'angle externe des paupières. On emploie aussi fréquemment les sutures de Snellen : deux aiguilles munies d'un fil de soie sont enfoncées dans le cul-de-sac palpébral inférieur à quelque distance l'une de l'autre et viennent ressortir sur la joue afin que, les aiguilles retirées, les fils puissent être noués sur un bout de drain en caoutchouc.

Les procédés opératoires qu'on applique à la cure des ectropions cicatriciels varient suivant les cas et sont tous compliqués. Je rappellerai seulement qu'aucun ne peut réussir si la suture des paupières est négligée, ou n'est pas maintenue plusieurs mois après l'opération.

Entropion.

Si l'entropion est musculaire ou spasmodique et ne s'accompagne pas de déformations du tarse, il est aisément réduit par une ou plusieurs sutures de Gaillard. L'aiguille qui porte le fil doit pénétrer très près du bord ciliaire, raser le tarse et ressortir verticalement à un centimètre de son point d'entrée. La suture doit être très serrée et s'éliminer seule.

On peut employer contre cette variété d'entropion le procédé que j'ai décrit avec M. Terrier et qui consiste à tracer sur la peau, avec le thermocautère, à 3 millimètres du bord palpébral et parallèlement à lui, un sillon atteignant le tarse.

Contre l'entropion cicatriciel, il faut user de moyens chirurgicaux plus compliqués qui doivent être précédés, pour bien réussir, de l'élargissement des fentes palpébrales obtenu au moyen de la canthoplastie. Je ne puis entrer dans le détail de ces procédés ; qui ont pour objet d'agir sur le tarse incurvé ; mais je dois donner le manuel opératoire de la canthoplastie, opération que tous peuvent avoir à pratiquer. Qu'on n'oublie pas qu'en attendant l'exécution d'une opération complète dirigée contre les déviations en dedans des bords palpébraux et des cils, la canthoplastie soulage énormément les malades et les met souvent à l'abri des accidents graves.

Canthoplastie.

On place le blépharostat externe, qui a pour effet de tendre l'angle palpébral, sous lequel on introduit en continuant bien la ligne de la fente une branche de forts ciseaux droits, avec lesquels d'un coup sec on fend l'angle ; la peau s'écarte en dehors, la muqueuse en dedans. On réunit alors les deux membranes par une suture au fil de soie en saisissant d'abord la conjonctive, puis la peau. On place une suture-médiane dans l'axe de l'ouverture palpébrale, puis deux sutures latérales, une en haut, l'autre en bas. Les fils sont enlevés au bout de trois à cinq jours.

Ptosis.

La paupière peut être maintenue relevée par un pince spéciale dite à ptosis, mais ce n'est là qu'un moyen palliatif.

Dans les cas légers l'excision d'un lambeau de peau et la réunion avec des fils de soie des deux bords de la plaie suffiront; mais le plus souvent on sera obligé de recourir à une opération chirurgicale. Je recommande celle qu'a indiquée Dransart comme une des plus sûres. Elle consiste à rattacher la paupière au frontal au moyen de sutures qui, après incision de la peau au niveau du bord supérieur du cartilage tarse et dissection en haut du lambeau, pénètrent dans la partie supérieure du cartilage pour aller ressortir au niveau du sourcil, où elles sont liées.

Gillet de Grandmont a aussi préconisé un procédé excellent.

Je n'ai en vue ici que les ptosis congénital ou organique, je m'occuperai plus loin du ptosis paralytique.

Symblépharon.

Toutes les opérations dirigées contre le symblépharon étant très laborieuses et rarement suivies de succès, le praticien devra surtout s'occuper de pallier aux inconvénients de l'affection en maintenant la perméabilité des voies lacrymales par des cathétérismes, en épilant les cils déviés, en élargissant la fente palpébrale, si faire se peut.

Dans les cas rebelles où toutes les tentatives opératoires ont échoué et où le symblépharon constitue une cruelle difformité, on pratiquera l'énucléation, mais sans espoir de faire porter au malade un œil artificiel. Plutôt que de laisser la cavité exposé aux irritations de toute nature, mieux vaudra la clore par une suture complète des bords palpébraux.

Trichiasis.

Tout ce que j'ai dit de l'entropion s'applique au trichiasis, contre lequel ne pourraient être utilisés rationnellement que les procédés vraiment chirurgicaux, parmi lesquels le plus recommandable est celui de Snellen.

La canthoplastie, les sutures de Gaillard, l'épilation des cils déviés faite au moyen d'une pince spéciale dite pince à cils, permettent de soulager le patient et d'attendre qu'une décision soit prise au sujet d'une opération définitivement curative.

Spasme et paralysies.

Spasme des paupières. Blépharospasme. — On en recherchera soigneusement la cause. Le plus souvent le blépharospasme tient à la présence d'une lésion cornéenne, d'un corps étranger de la cornée ou de la conjonctive; il peut encore avoir une origine réflexe et se montrer lié aux affections dentaires et buccales, ou n'être qu'un symptôme d'une maladie nerveuse.

Si la cause est bien déterminée et convenablement attaquée, la guérison ne se fait pas attendre.

Le blépharospasme dû aux kératites cède généralement aux moyens dirigés contre elles; s'il résiste à ces moyens, on le fait cesser par le débridement de la commissure externe tranchée par un coup sec de forts ciseaux droits horizontalement dirigés suivant l'axe de l'ouverture palpébrale.

Quand le spasme est d'origine nerveuse, il faut le combattre par le bromure de potassium, l'électricité statique, l'hydrothérapie, le massage local de l'orbiculaire. Les courants continus employés localement, la névrotomie donnent des résultats inconstants.

Paralysie de l'orbiculaire. Lagophtalmos. — Si la paralysie est curable, tout en soignant la cause qui l'a provoquée, le médecin doit toujours surveiller l'état de l'œil qui, n'étant plus protégé par les paupières, est exposé à s'enflammer. Au moindre signe d'irritation du côté du globe, il ferait porter un bandeau protecteur maintenant l'occlusion artificielle des paupières. Par précaution, ce bandeau pourrait être ordonné la nuit dans tous les cas, même si l'œil semblait devoir rester indemne.

Si la paralysie est incurable, il ne faut pas hésiter

à pratiquer la suture des paupières ou tarsorraphie, pour éviter au patient de pénibles souffrances et de graves accidents oculaires. Je conseille de toujours commencer par faire une suture complète des bords palpébraux, quitte plus tard à en ouvrir une partie pour permettre la vision par l'orifice ainsi constitué.

La *tarsorraphie* s'exécute facilement en avivant soigneusement les deux bords palpébraux en arrière des cils avec de fins ciseaux et en les unissant par des fils de soie phéniquée, maintenus en place quatre ou cinq jours sous un pansement aseptique renouvelé tous les deux jours.

Paralysie du releveur. Ptosis paralytique. — Il se traite comme les autres paralysies des muscles de l'œil, l'iodure, les frictions mercurielles, les cou rants continus étant fréquemment indiqués.

Tumeurs des paupières.

Les *kystes du sourcil* devront être enlevés chirurgicalement ; les plaques de xanthélasma peuvent être respectées à moins qu'elles ne constituent une vraie difformité ; les très petits *épithéliomas* seront cautérisés au thermocautère, mais les *épithéliomas* d'un plus gros volume seront opérés dès que possible Il faut éviter d'irriter ces tumeurs par des médications intempestives.

Les *tumeurs érectiles* guérissent par l'électrolyse faite en plusieurs séances ou, si elles sont peu étendues, par l'ignipuncture profonde faite avec le galvano-cautère.

Il suffit d'inciser le *millet* et les *kystes séreux* des bords palpébraux pour en vider aisément le contenu.

Les *chalazions* seront enlevés dès que l'espoir sera perdu de les voir disparaître spontanément et qu'ils auront atteint un volume gênant. Deux voies s'offrent pour faire l'incision, la peau ou la conjonctive ; on choisira celle qui mènera le plus vite sur la petite tumeur qui doit être préalablement prise dans la pince de Desmarres et qu'il faut disséquer au bistouri avec soin et non gratter à la curette. La plaie a rarement besoin d'être suturée, elle guérit en deux ou trois jours sous le pansement antiseptique.

MALADIES DES VOIES LACRYMALES

On sait combien est grande la fréquence des affections lacrymales et combien est direct leur retentissement sur les organes voisins.

Combien de blépharites, de phénomènes asthénopiques ne tiennent qu'à un trouble lacrymal et ne guérissent que grâce à un moyen thérapeutique en rapport avec leur cause !

J'ajouterai que les maladies de l'appareil lacrymal ont, sous leur dépendance, des affections plus graves encore, kératites, ulcères infectieux des cornées, et qu'elles rendent dangereuse toute opération portant sur le globe oculaire ; elles favorisent la suppuration du lambeau cornéen après l'opération de la cataracte.

J'ai voulu, en quelques mots, rappeler l'importance de ces affections ; je passe à l'étude de leur traitement. Je dis : traitement des affections lacrymales, et non traitément du larmoiement. Celui-ci n'est qu'un symptôme commun à un certain nombre d'entre elles ; il n'est pas fatalement lié aux maladies qui nous occupent, ce qui me permet d'établir deux grands principes, dont on appréciera l'importance.

1° Tout œil qui pleure n'est pas, par cela même, atteint d'affection des voies lacrymales.

2° Certains yeux ne pleurent pas et en sont atteints.

Tous les jours ne voyons-nous pas des yeux qui larmoient sous l'influence d'un simple grain de poussière, d'une conjonctivite, d'une kératite, d'une migraine, d'un coryza, sans parler d'autres larmoiements réflexes (nervosisme, etc.); d'où la nécessité de ne jamais sonder un malade sans avoir écarté de prime abord toutes ces causes d'erreur.

D'autres fois, les voies lacrymales sont intéressées sans que le larmoiement s'impose à l'observateur.

Tantôt ce sera un malade ayant tous les symptômes de l'asthénopie, que les verres correcteurs n'amélioreront nullement et qui guérira par les sondes.

Tantôt ce sera une conjonctivite, une blépharite sur laquelle l'oculiste épuisera tout l'arsenal thérapeutique, lotions, collyres, pommades, jusqu'à ce qu'un confrère plus avisé songe aux voies lacrymales et obtienne la guérison. Il existe aussi des individus atteints de catarrhe du sac chez lesquels l'épiphora est à peine sensible.

Je ne multiplierai pas ces exemples, je voulais seulement faire comprendre l'importance d'un examen minutieux; là, en effet, est le secret de la réussite dans la plupart des cas.

Comment reconnaître ces formes frustes? A l'aspect légèrement humide de l'œil, à l'irritation de la conjonctive et de la paupière inférieure, surtout marquée dans le grand angle de l'œil.

Mais c'est avant tout un diagnostic par exclusion qui peut être posé, si rien dans la réfraction de l'œil ou dans l'état de ses membranes ne justifie les symptômes accusés.

En me plaçant au point de vue thérapeutique, je puis dire qu'il existe rarement de l'obstruction *vraie* des voies lacrymales (sauf tumeurs ou lésions osseuses); mais qu'il y a, le plus souvent, rétrécissement par gonflement hyperhémique de la muqueuse qui tapisse les parois. Puisqu'il n'y a pas d'obstruction, les indications du cathétérisme ne seront pas toujours formelles et varieront suivant la cause de la maladie lacrymale.

Les voies lacrymales sont composées des points, des canalicules, du sac et du canal nasal; toutes ces parties peuvent être altérées : d'où origines diverses du larmoiement ou des autres symptômes.

Le traitement devra donc être institué d'après ces origines et étudié dans l'ordre anatomique :

A. — Points lacrymaux ;

B. — Canalicules et leur orifice interne ;

C. — Sac lacrymal ;

D. — Canal nasal et son orifice inférieur.

En présence d'un larmoiement non symptomatique d'un état nerveux ou d'une irritation de l'œil ou des paupières, il est facile de conclure que les larmes ne trouvent plus issue dans les canaux excréteurs; mais il est souvent moins aisé de déterminer quelle est la partie de ces canaux qui ne remplit plus ses fonctions normales. Il faut donc s'assurer, avant toute intervention, de la position et de la conformation des points lacrymaux, de la perméabilité des canalicules ou du canal, de l'état du sac qui peut être atteint de catarrhe chronique, de dacryocystite. On recherchera s'il n'existe pas du côté de la conjonctive ou des fosses nasales une cause permanente d'irritation, à laquelle on porterait remède en même temps qu'on agirait directement sur les voies lacrymales. Beaucoup de maladies de ces voies sont justiciables du cathétérisme ; qu'il s'agisse de désobstruer les canaux ou d'y porter des liquides modificateurs, le chirurgien doit être à même de pratiquer cette petite opération.

Je la décrirai donc dès le début pour éviter des redites ; puis j'étudierai le traitement du larmoiement et des maladies qui peuvent atteindre : 1° les points ; 2° les canalicules ; 3° le sac ; 4° le canal nasal.

Cathétérisme des voies lacrymales.

Il peut se faire par le point lacrymal inférieur (c'est le cas le plus ordinaire) ou par le supérieur.

Pour passer une sonde par le point inférieur, il faut inciser très légèrement ce point en y introduisant seulement une très petite portion du couteau de Weber, le tranchant dirigé en arrière et en bas, en ayant soin de se garder de fendre le canalicule dans toute son étendue. Ceci fait, la sonde, introduite dans le point tiré en avant par la main gauche, sera conduite suivant trois directions principales : d'abord horizontalement, jusqu'à ce qu'elle rencontre une partie osseuse qui doit donner une sensation précise de résistance contre un corps dur et indiquera l'entrée du sac ;- tenue verticalement à cet instant, dès qu'elle aura pénétré dans le sac, elle sera dirigée obliquement de haut en bas, de dedans en dehors et d'avant en arrière, c'est-à-dire suivant une ligne partant de l'angle interne de l'œil pour aller aboutir à l'aile du nez.

Le passage de la sonde doit se faire sans hémorragie, sans secousse, sans violente pression. Son bec ne doit pas appuyer dans les fosses nasales. Il ne faut jamais se servir de sondes volumineuses dépassant le n° 4 ; les n°s 2 et 3 suffisent à toutes les cures.

La sonde, quotidiennement introduite, doit être laissée en place de vingt à trente minutes.

Voici comment on pratique le cathétérisme par le point supérieur.

Le canalicule est tendu et sa courbure transformée en une ligne droite par une traction en haut et en dehors que l'on exerce sur la paupière supérieure à l'aide de l'index gauche.

Le tranchant du couteau de Weber est introduit perpendiculairement, puis l'instrument, dont le tranchant est tourné en bas et aussitôt placé en parallélisme avec le bord tendu de la paupière, est poussé dans cette direction jusqu'à la paroi osseuse du sac.

Il suffit alors d'abaisser le manche du couteau en même temps que l'on continue à tendre la paupière en haut pour sectionner le canalicule dans toute son étendue.

Dès lors la sonde peut être facilement introduite; mais s'il s'agit d'une suppuration, d'un catarrhe du sac, il est bon de compléter l'incision du canalicule par la section du ligament palpébral interne et le débridement complet du sac (Stilling) réalisés par une petite opération complémentaire appelée stricturotomie.

Stricturotomie. — Le canalicule sectionné, on fait exécuter au couteau autour de sa pointe un mouvement de rotation de façon à le rendre vertical, et on tourne le tranchant en avant; il ne reste plus qu'à le pousser en bas, comme si on voulait le conduire tangentiellement à l'aile du nez.

Le couteau est ensuite retiré en exerçant une pression du côté de son tranchant, de façon à sectionner tout obstacle. Enfin, au moment du retrait du couteau, on tendra la commissure externe pour que le ligament interne vienne bien sur le tranchant.

Pour introduire une sonde dans le sac par le point supérieur on se placera derrière le malade pour le côté droit, devant pour le côté gauche. Je conseille cette position aux débutants même pour le cathétérisme inférieur. De la main gauche on relève en ligne droite la partie interne de la paupière supérieure, de façon à supprimer la courbure du canalicule incisé et à pouvoir appliquer l'extrémité inférieure de la sonde contre la paroi osseuse du sac, qu'on suivra en poussant directement en bas.

Larmoiement.

Si ce symptôme tient à une affection lacrymale dont on ne puisse préciser le siège, il sera combattu par le cathétérisme inférieur, pratiqué tous les jours ; mais il ne faut pas faire aveuglément le cathétérisme, on doit chercher à se rendre compte du siège exact du mal, comme je l'ai dit plus haut.

Le cathétérisme ne doit pas être continué, sans résultat précis, plus de quatre à six semaines. S'il n'a pas réussi dans ce délai, il demeurera inefficace.

En présence d'un larmoiement rebelle, on serait autorisé à pratiquer chirurgicalement l'ablation de la portion palpébrale de la glande lacrymale (de Wecker), à condition que la gêne ressentie par le sujet soit considérable.

Points lacrymaux.

Anomalies. — En cas d'obstruction congénitale, on rétablira l'ouverture avec la pointe d'un petit stylet conique.

S'il existe un point surnuméraire, on réunit les deux points par une incision faite avec le couteau de Weber.

Obstruction des points. — On rétablit la perméabilité des points obstrués en y introduisant un stylet conique spécial, ou mieux mon dilatateur à manche, après avoir ectropionné légèrement la paupière inférieure et bien tendu sa partie interne.

Déviations des points. — Si les points sont déviés sans altération des paupières, on en reportera l'orifice en arrière (les déviations en avant étant seules importantes) de diverses façons.

On pourra inciser le point avec le couteau de Weber, dont on dirigera le tranchant vers le globe en dedans et un peu en bas de façon à former une gouttière dont on réséquera la lèvre postérieure à l'aide de fins ciseaux courbes.

On peut encore réséquer et suturer la muqueuse conjonctivale en arrière du point ou passer des fils dans le bord palpébral, puis dans le cul-de-sac, de façon à faire basculer en arrière la partie déviée.

S'il se présente une éversion avec altérations

palpébrales graves, on agira sur la paupière par
es opérations dirigées contre l'ectropion, la la-
gophtalmie, etc. ; la tarsorraphie partielle au niveau de la commissure externe aura toujours une
grande utilité.

Canalicules.

On les désobstrue soit en y injectant de l'eau
avec une seringue de Pravaz de gros calibre munie
d'une extrémité spéciale, soit en y introduisant à
plusieurs reprises, horizontalement, le stylet
conique.

Sac lacrymal.

Catarrhe. — Le catarrhe du sac est souvent
amené et entretenu par des affections nasales ou
conjonctivales, par des lésions osseuses ou pé-
riostiques, d'origine scrofuleuse ou syphilitique.
qu'on attaquera vigoureusement.

Localement, on fendra le canalicule supérieur,
puis on pratiquera la stricturotomie indiquée plus
haut et on fera par le point supérieur quelques
cathétérismes avec des sondes n°s 3 et 4. Si le catarrhe persiste, on introduira sans dépasser l'entrée du sac des sondes creuses n° 4, par lesquelles
on injectera dans le sac des liquides modificateurs,
tels que le sublimé à 1/1000. l'eau phéniquée à
1/100, le sulfate de zinc à 1/100. le nitrate d'argent à 1/2-p. 100, la teinture d'iode pure ou cou-
pée d'eau.

On recommandera au patient de vider souvent le sac en pressant dessus pour éviter la stagnation des liquides.

Dans les cas très rebelles on pourra agir sur les parois du sac, comme je l'indiquerai à propos de la dacryocystite.

La tumeur lacrymale ou mucocèle se traite comme les autres variétés de catarrhe du sac : ici la stricturotomie s'impose.

Dacryocystite. — Mêmes causes et mêmes traitements que ceux indiqués pour le simple catarrhe. Au début, tant que la purulence restera marquée, on insistera sur les lavages antiseptiques faits avec le sublimé à 1/1000. Plus tard les liquides simplement modificateurs trouveront leur emploi.

On traitera les dacryocystites rebelles en fendant au bistouri la paroi antérieure du sac et en introduisant dans sa cavité une curette fine avec laquelle on exécutera un raclage complet. — Après quoi on lave le sac au sublimé à 1/500 et on bourre la plaie avec une mèche de gaze iodoformée qui doit être renouvelée chaque jour jusqu'à cicatrisation, à moins qu'on ne préfère tenter la réunion par première intention.

D'autres ont proposé de toucher les parois du sac au thermocautère après incision de la peau ; je préfère la méthode de curettage.

Chez le nouveau-né le simple cathétérisme par le point inférieur à peine débridé suffit, en général, pour guérir la dacryocystite.

Phlegmon du sac. — Si le point lacrymal supérieur est accessible, il faut l'inciser ainsi que le canalicule, puis débrider largement le sac par la stricturotomie. Ce débridement suffit pour faire tomber les phénomènes inflammatoires ; mais on le fera avantageusement suivre d'applications réitérées sur la partie malade de compresses chaudes boriquées.

Si le gonflement est tel que le point lacrymal ne puisse être atteint, on peut donner issue au pus par l'incision directe du sac au bistouri.

Quel que soit le procédé adopté, il faut dès le lendemain de l'intervention pratiquer des cathétérismes et les faire suivre au besoin d'injections antiseptiques ou modificatrices.

Fistule lacrymale. — Il suffit de soigner la cause qui l'a amenée (catarrhe du sac, dacryocystite) pour la voir disparaître rapidement.

On a proposé de cautériser au galvanocautère les fistules congénitales.

Canal nasal.

Les affections du canal nasal sont justiciables du cathétérisme fait par le point lacrymal inférieur. Elles sont, du reste, rarement isolées des autres altérations lacrymales et sont très souvent liées aux inflammations de la muqueuse nasale, qu'on soignera en même temps.

MALADIES DE L'ORBITE

Périostite.

Si le pus n'est pas formé, on appliquera sur la région malade des cataplasmes de fécule de pommes de terre, des compresses chaudes boriquées recouvertes de gutta-percha laminée, on agira sur l'état général par les anti-scrofuleux (huile de foie de morue, spécialement) ou les anti-syphilitiques iodure et frictions.

Si le pus est formé, il faut lui donner large issue, placer un drain et pratiquer des lavages antiseptiques.

S'il existe des lésions osseuses, on sera parfois amené à agir chirurgicalement après avoir essayé des injections modificatrices (liqueur de Villate, teinture d'iode).

Phlegmon de l'orbite.

Il faut évacuer le pus en enfonçant le bistouri dans le sillon oculo-palpébral au point le plus saillant.

Tumeurs de l'orbite.

On doit en pratiquer l'ablation ; c'est là un acte chirurgical grave qui nécessite le plus souvent l'énucléation de l'œil et l'évidement de la cavité orbitaire.

Les tumeurs vasculaires ont pu quelquefois céder à la compression digitale et à la ligature de la carotide primitive.

ANOMALIES DE LA RÉFRACTION

Je ne puis ici que dire quelques mots des anomalies de la réfraction, auxquelles, mû par le même esprit qui m'a fait écrire ce volume, j'ai consacré un petit ouvrage intitulé : *Guide pratique pour le choix des lunettes*, ayant pour but d'éviter aux praticiens la lecture des ouvrages spéciaux et de mettre à la portée de tous les notions indispensables pour choisir avec sécurité les verres de lunettes.

Considérations pratiques sur les lunettes.

Numérotage des verres.

Les lunettes sont des instruments d'optique destinés à modifier, au moyen de verres appropriés, la marche des rayons lumineux et à corriger ainsi les différents troubles de réfraction. Les lunettes se composent de la monture et des verres.

On comprend que la façon dont les lunettes sont montées ait une grande importance, puis-

que, pour que leur effet se produise, il faut que
les rayons lumineux soient toujours réfractés de
même et que le foyer des verres se fasse au
même point. Il faut donc que la monture soit
telle que le verre ne se puisse déplacer ni en
avant ni de côté; aussi doit-elle être adaptée à
la conformation physique de chaque individu,
l'écartement des verres doit-il varier avec l'écartement des axes oculaires et aussi avec la nécessité habituelle de voir de loin ou de près. On
comprend que pour la vision de loin, les yeux
étant dans le parallélisme, le centre des verres
doit être moins rapproché du nez que pour la
vision de près, dans laquelle les yeux tendent à
converger.

Dans la monture des lunettes, on distingue
trois parties : les cercles. l'arcade, les branches.

Les cercles varient de forme suivant celle des
verres qu'ils sont destinés à enchâsser ; la forme
ronde est la plus convenable, mais elle est moins
gracieuse que la forme elliptique, généralement
adoptée, qui ne doit jamais être exagérée, pour
que les yeux ne regardent pas en dehors des
verres.

L'arcade doit s'adapter à merveille à la forme
du nez, ne pas permettre de déplacements laté-
raux. Sa longueur doit être telle que le centre de
chaque cercle corresponde à la pupille de chaque
œil. Si les verres n'étaient pas exactement placés

devant les yeux, on regarderait par les bords des verres et non par les centres.

Les branches doivent, avant le crochet en brisure qui les maintient derrière les oreilles, avoir une longueur telle que la partie brisée passe bien exactement en arrière de l'oreille. Si la partie horizontale était trop courte, la partie verticale blesserait l'oreille et les verres comprimeraient les cils; si elle était trop longue, les verres tomberaient en avant, s'éloigneraient de l'œil constamment. Les branches doivent se mouler sur la région temporale sans la comprimer.

Les montures doivent être en métal dur et léger. en or ou en écaille. Il faut fuir les montures bon marché qui se déforment rapidement et ne permettent plus aux verres d'occuper la position voulue. C'est surtout pour les enfants que les montures doivent être bien adaptées, solides et choisies avec le plus grand soin, ceux-ci plaçant et déplaçant à chaque instant les lunettes, en tordant surtout les branches.

Le pince-nez se distingue des lunettes par l'absence des branches : s'il est bien choisi, bien adapté à la conformation du visage. il peut rendre les mêmes services que les lunettes. Il doit être d'une grande fixité, condition que ne réalise jamais le monocle qui, pour cette raison et parce qu'il nécessite. pour être maintenu en place, une contraction musculaire. doit être interdit aux amétropes.

Si le pince-nez est destiné à porter des verres cylindriques, il doit réaliser une fixité absolue, l'axe des verres devant rester en rapport avec le méridien déterminé sous peine de trouble visuel marqué. Les modèles ordinaires n'ont pas la qualité voulue. Le seul modèle convenable est celui qu'a imaginé le Dr Motais, dans lequel l'écartement se produit par un glissement horizontal, sans le moindre mouvement de rotation.

Les montures des jumelles de théâtre doivent être aussi soigneusement faites que celles des lunettes ou pince-nez, et ceci est bien rarement obtenu. On achète une jumelle plutôt pour sa forme élégante, la matière employée, que pour sa bonne adaptation à la conformation physique. Les oculaires doivent être très larges et leur centre doit exactement correspondre à l'axe visuel, c'est-à-dire que leur écartement doit être calculé sur l'écartement des yeux placés en parallélisme, adapté à la vision de loin, celle qui nécessite l'usage de la jumelle. Il va sans dire que les verres de jumelles doivent corriger, s'il y a lieu, les troubles de réfraction de celui qui s'en sert.

Les verres de lunettes doivent être de matière dure, difficile à rayer et d'une absolue pureté.

Ils sont confectionnés avec le flint glass (silicate de potasse et de plomb), le crown glass (silicate de potasse et de chaux), ou le cristal de roche (quartz hyalin).

Le flint glass, avec lequel sont faités presque

toutes les lunettes bon marché, se raye facilement et décompose la lumière en amenant de l'irisation. Son emploi doit être proscrit, et il est bon que le public sache que la qualité des verres est loin d'être indifférente.

Le crown glass est excellent et doit être recommandé. Il n'a qu'un inconvénient, qu'il partage avec le flint glass, c'est de prendre l'humidité, de se couvrir de buée, et d'obliger celui qui porte des lunettes faites de cette matière à les essuyer presque continuellement.

Le cristal de roche ne se raye pas et ne prend pas l'humidité, ce sont ses deux seuls avantages; le dernier peut être précieux pour un chasseur, un cavalier, un marin. Il doit être taillé perpendiculairement à l'axe, avec une scrupuleuse exactitude, sous peine de déformer les images. Les verres faits avec cette matière seront donc particulièrement soignés par le fabricant.

En pratique, on donne généralement la préférence au crown glass, moins cher et moins difficile à tailler que le cristal de roche.

Pour corriger les différents troubles de réfraction, on se sert de lentilles convexes ou convergentes, concaves ou divergentes, et aussi de verres cylindriques et prismatiques.

Autrefois, on numérotait ces verres par pouces, ce qui rendait compliqués les calculs d'addition ou de soustraction des verres; aujourd'hui on a introduit le système métrique dans le numérotage des verres. Voici ce qui a été décidé :

On a adopté comme unité de force réfringente une lentille de 1 mètre de foyer à laquelle on a donné le nom arbitraire de « dioptrie ». Cette lentille, qui forme le n° 1 de la série des verres, c'est-à-dire un verre très faible, est encore parfois trop forte pour la pratique; aussi a-t-on admis des fractions de dioptrie : 0,25, 0,50, 0,75, qui permettent la prescription des verres plus faibles que la dioptrie et le passage graduel d'une dioptrie à l'autre; ainsi on peut donner un verre de 1,25 D, alors que sans ce fractionnement on n'aurait à choisir ici qu'entre un verre de 1 ou 2 D. Il n'y a pas lieu de l'utiliser dans les forts numéros; à partir de 4 à 5 D on peut passer d'une unité à l'autre.

Dans les prescriptions on note la dioptrie en abrégé par la lettre D, et on fait précéder le numéro du verre du signe + ou —, suivant qu'il s'agit d'un verre convexe ou d'un verre concave. Exemple, O. G. — 2 D. se lit : œil gauche, verre concave de 2 dioptries.

Myopie.

La myopie est corrigée par les verres concaves, qui amènent sur la rétine, en les faisant diverger, les rayons lumineux réunis trop en avant.

Dans la myopie faible, jusqu'à 3 D on donnera, pour la vue de loin seulement, le verre le plus faible permettant une vision convenable.

Dans la myopie moyenne. jusqu'à 6 D, même règle pour la vue de loin; en outre des verres seront donnés pour la vision de près, si la lecture se fait en deçà de 28 centimètres; ces verres représenteront la moitié de la myopie.

Dans la myopie forte, les verres employés pour voir de loin et pour voir de près seront relativement aussi faibles que possible.

Des prismes à base interne peuvent être donnés pour la vision de près aux myopes qui se plaignent de phénomènes asthénopiques.

Les myopes doivent toujours faire usage de verres correcteurs appropriés à leur vision. C'est une grosse erreur de croire qu'un myope ménage sa vue en ne se servant pas de lunettes.

La myopie progressive présente une réelle gravité. Elle nécessite le port de verres très bien choisis, le repos fréquent, quelquefois complet des yeux.

Hypermétropie.

L'hypermétropie se corrige par les verres convexes, qui ramènent sur la rétine les rayons lumineux réunis trop en arrière et soulagent l'accommodation.

L'hypermétrope n'a généralement besoin de verres que pour voir de près; dans les forts degrés seulement il réclame des verres pour voir de loin.

Les verres choisis doivent permettre la lecture prolongée sans fatigue à la distance de 30 centim. environ.

Presbytie.

Dès qu'un individu de quarante à quarante-cinq ans s'aperçoit que sa vision de près devient confuse, qu'il est obligé pour bien voir d'éloigner les objets, il doit être muni de verres convexes, qui ne seront utilisés que pour la vue de près. On donnera le verre permettant une lecture facile à 30 centimètres, en se conformant, d'ailleurs, aux règles indiqués pour l'hypermétropie.

Astigmatisme.

Ce vice de réfraction se corrige au moyen de verres cylindriques convexes ou concaves employés seuls ou associés aux verres sphériques convexes ou concaves.

Les astigmates doivent porter des verres pour la vue de près et pour la vue de loin ; toutefois dans les très faibles degrés d'astigmatisme, ils pourront n'employer les lunettes que pour la vue de près.

Les astigmates ne doivent pas se servir du pince-nez ordinaire, qui modifie très facilement l'inclinaison de l'axe des verres cylindriques.

Ils porteront le pince-nez spécial établi d'après

es indications du Dr Motais ou des lunettes qui assurent mieux l'indispensable fixité des verres.

Asthénopie.

Cet état dans lequel le sujet souffre dans l'exercice de la vision de près, dans la lecture devenue pénible, tient le plus souvent à la présence d'un trouble de réfraction, l'hypermétropie surtout, et cesse après correction de ce vice et prescription de verres convenables.

Le repos des yeux, la cessation des travaux fins, surtout de ceux qui se font à la lumière artificielle, l'emploi d'un bon éclairage diurne et nocturne doivent être recommandés au patient.

TABLE DES MATIÈRES

MALADIES DE LA CORNÉE.

MALADIES DE L'IRIS.

MALADIES DE LA CHOROÏDE.

MALADIES DE LA SCLÉROTIQUE.

MALADIES DU CORPS VITRÉ.

MALADIES DU CRISTALLIN.

MALADIES DE LA RÉTINE.

MALADIES DU NERF OPTIQUE.

AMBLYOPIES.

MALADIES DE L'ORBITE.

ANOMALIES DE LA RÉFRACTION.

DAM (Dr A.). — **Hygiène des dents et de la bouche.** In-8 de 150 pages, cartonnage souple.............. 2 fr. 50

GAILLARD (Dr Georges), lauréat de la Faculté de médecine de Paris, membre de la Société d'anthropologie, secrétaire de la Société odontologique, etc. — **Des déviations des arcades dentaires et leur traitement rationnel.** 1 vol. in-8 de 200 pages, avec 80 figures dans le texte, dessinées d'après nature...... .... 8 fr.

HERMET (Dr P.). — **Leçons sur les maladies de l'oreille,** faites à l'hôpital des Enfants-Malades. 1 vol. in-8 de 300 pages, avec figures dans le texte............. 4 fr.

LANDOLT (E.), directeur adjoint au laboratoire d'ophtalmologie à la Sorbonne. — **Manuel d'ophtalmoscopie.** 1 vol. in-18. cartonné diamant, avec figures dans le texte.......... .... 3 fr. 50

LANDOLT (E.). — **Opto-types simples.** Deux cartons réunis ensemble sous enveloppe................... 1 fr. 50

MASSELON (J.), premier chef de clinique du professeur de Wecker. — **Examen fonctionnel de l'œil.** *L'acuité visuelle : la Réfraction ; le Choix des lunettes ; la Perception des couleurs : le Champ visuel : le Mouvement des yeux et la Kératoscopie.* 2e édition revue et augmentée. 1 joli vol. in-18 cartonné, avec figures dans le texte et 15 planches en couleurs et hors texte........... 8 fr.

MASSELON (J.). — **Mémoires d'ophtalmoscopie.**
> I. Chorio-rétinite. — Grand in-8, avec 12 dessins photographiques d'après nature .... 4 fr.
> II. Infiltration vitreuse de la rétine et de la papille, avec 12 dessins photographiques .... 4 fr.
> III. Des prolongements anormaux de la lame criblée, avec 12 dessins photographiques .... 4 fr.

MORELL-MACKENZIE, médecin à l'hôpital des maladies de la gorge et de la poitrine, à Londres, etc. — **Traité pratique des maladies du larynx, du pharynx et de la trachée.** Traduit de l'anglais et annoté par MM. les Drs E. J. Moure et F. Berthier. 1 fort vol. in-8 de 800 pages, avec 150 figures .... 13 fr.

MORELL-MACKENZIE. — **Traité pratique des maladies du nez et de la cavité naso-pharyngienne.** Traduit de l'anglais et annoté par les Drs E.-J. Moure et J. Charazac (de Toulouse). 1 vol. grand in 8 de 450 pages, avec 82 figures dans le texte..... .... 10 fr.

MOURE (E.-J.). — **Manuel pratique des maladies des fosses nasales.** 2e édition, 1 vol. cartonné diamant, de 600 pages, avec 125 fig., et 4 planches hors texte.. **8 fr.**

MOURE (E.-J.). — **Leçons sur les maladies du larynx,** faites à la Faculté de médecine de Bordeaux (cours libre). 1 vol. gr. in-8 de 600 pages, avec figures........ **10 fr.**

POLITZER (A.), professeur d'otologie à l'Université de Vienne. — **Traité des maladies de l'oreille.** Traduit par le Dr JOLY (de Lyon). 1 beau vol. grand in-8 de 800 pages, avec 258 figures...................... **20 fr.**

POYET (G.), ancien interne des hôpitaux de Paris. — **Manuel clinique de laryngoscopie et de laryngologie.** 1 vol. in-18, cartonné diamant, de 400 pages, avec 50 figures dans le texte et 24 dessins chromolithographiques hors texte.......................... **7 fr. 50**

Société française d'ophtalmologie (*Bulletins et Mémoires* publiés par MM. ABADIE, ARMAIGNAC, CHIBRET, COPPEZ, GAYET, MEYER, PANAS et PONCET).

3e ANNÉE. — 1885. Un beau vol. grand in-8 de 300 pages, avec figures et 8 planches en chromo et en héliogravure hors texte,...................................... **10 fr.**

4e ANNÉE. — 1886. Un beau volume gr. in-8 de 420 pages, avec 5 planches en couleur.................... **10 fr.**

5e ANNÉE. — 1887. Un vol. gr. in-8 de 325 pages. **8 fr.**

SOUS (G.), de Bordeaux. — **Hygiène de la vue.** 1 joli vol. in-18, cartonné diamant, de 350 pages, avec 67 figures dans le texte..................................... **6 fr.**

SOUS (G.). Traité d'optique considérée dans ses rapports avec l'examen de l'œil. 2e édition. 1 vol. in-8 de 400 pages, avec 90 figures dans le texte............ **10 fr.**

TOMES, professeur à l'hôpital dentaire, membre de l'Institut royal de Londres. — **Traité d'anatomie dentaire humaine et comparée** Traduit de l'anglais et annoté par le Dr CRUET, ancien interne en chirurgie des hôpitaux de Paris. 1 vol. in-8 de 450 pages, avec 175 figures dans le texte............................ .... **10 fr.**

VACHER (L.). Manuel pratique des maladies des yeux. 1 vol. de 675 pages, avec 120 figures dans le texte, cart. diamant, tranches rouges .... **7 fr. 50**

WECKER (L. de). — **Chirurgie oculaire.** Leçons cliniques recueillies et rédigées par le Dr MASSELON, revues par le professeur. 1 vol. in-8 de 420 pages, avec 88 figures dans le texte...   .... 8 fr.

WECKER (L. de) et J. MASSELON. — **Echelle métrique pour mesurer l'acuité visuelle, le sens chromatique et le sens lumineux.** 2ᵉ édition, augmentée de planches en couleur. 1 vol. in-8, et atlas séparé, contenant les planches murales, le tout cartonné à l'anglaise....... 5 fr.

WECKER (L. de) et J. MASSELON. — **Ophtalmoscopie clinique.** 2ᵉ édition, revue corrigée et très augmentée. 1 beau vol. in-18, cartonné, de 400 pages, avec 80 photographies hors texte représentant, d'après nature, les différentes modifications pathologiques de l'œil .... 10 fr.

PATHOLOGIE INTERNE, HYGIÈNE
ET THÉRAPEUTIQUE

AUVARD, BROCQ, CHAPUT, DELPEUCH. médecins des hôpitaux, **DESNOS, LUBET-BABON, TROUSSEAU,** anciens internes des hôpitaux. — **Guide de thérapeutique générale et spéciale,** publié sous la direction du Dʳ Auvard. 2ᵉ édition revue et augmentée. 1 joli vol. in-18 colombier de 700 pages, relié maroquin souple, tranches peignes. 8 fr.

BARDET (G.).— **Formulaire annuel des nouveaux remèdes.** 8ᵉ édition, 1894-1895. 1 vol. in-18, cartonné, de 400 pages.....   .... 4 fr.

BLONDEL (R.), préparateur à la Faculté de médecine de Paris. — **Manuel de matière médicale,** comprenant la description, l'origine, la composition chimique, l'action physiologique et l'emploi thérapeutique des substances animales ou végétales employées en médecine, précédé d'une préface de M. Dujardin-Beaumetz, membre de l'Académie de médecine. 1 gros vol. in-18, cart. percaline verte, tr. rouges, de 1,000 pages, avec 358 fig. dans le texte ....   9 fr.

BOY-TESSIER, médecin de l'hôpital Sainte-Marguerite (hospice de vieillards). — **Maladie des vieillards; de la sénilité en général.** Leçons faites à l'école de médecine de Marseille. 1 vol. in-8° de 320 pages...... ..... 6 fr.

DUJARDIN-BEAUMETZ, membre de l'Académie de médecine,

médecin de l'hôpital Cochin, membre du Conseil d'hygiène et de salubrité de la Seine. — **Leçons de clinique
thérapeutique**, contenant le traitement des maladies du
cœur et de l'aorte, de l'estomac et de l'intestin, du foie et
des reins, du poumon et de la plèvre, du larynx et du
pharynx, des maladies du système nerveux, le traitement
des fièvres et des maladies générales. 3 vol. gr. in-8° de
800 pages chacun, avec figures dans le texte et planches
chromolithographiques hors texte. 6ᵉ édit. entièrement
remaniée.... .... 48 fr.
Cartonné................. .... 53 fr.

DUJARDIN-BEAUMETZ. — *Conférences thérapeutiques de
l'hôpital Cochin*, 1884-1885. **Les nouvelles médications.**
1ʳᵉ série. 1 vol in-8° de 216 pages, avec figures. 4° édition, br. 6 fr. ; cart. .... 7 fr.

DUJARDIN-BEAUMETZ. — *Conférences thérapeutiques de
l'hôpital Cochin*, 1890. **Les nouvelles médications.** 2° série, 1 vol. in-8° de 200 pages, avec figures, br., 6 fr. ;
cart........,............................ 7 fr.

DUJARDIN-BEAUMETZ. — *Conférences thérapeutiques de
l'hôpital Cochin*, 1885-1886. **L'hygiène alimentaire.** 1 vol.
de 240 p., avec fig. et 1 pl. en chromo hors texte, br..
6 fr. ; cart.......... .... 7 fr.

DUJARDIN-BEAUMETZ. — *Conférences thérapeutiques de
l'hôpital Cochin*, 1886-1887. **L'hygiène thérapeutique.**
1 vol. de 250 p., avec planche en chromo hors texte, br.,
6 fr. ; cart........ .... 7 fr.

DUJARDIN-BEAUMETZ. — *Conférences thérapeutiques de
l'hôpital Cochin*, 1887-1888. **L'hygiène prophylactique.**
1 vol. de 250 p., avec une pl. en chromo, hors texte, 6 fr. ;
cart........ ....,......... 7 fr.

DUJARDIN-BEAUMETZ. — *Conférences thérapeutiques de
l'hôpital Cochin*, 1892-93. **Traitement des maladies du
foie.** 1 vol. in 8° de 180 pages, br. 4 fr.; cartonné toile
tête dorée .... 5 fr.

DUJARDIN-BEAUMETZ. — **Traitement des maladies de
l'estomac.** 1 vol. gr. in-8° de 380 pages, avec figures et
1 planche en chromo. 2° édition revue et corrigée. 7 fr.

DUJARDIN-BEAUMETZ et P. YVON. — **Formulaire pratique de thérapeutique et de pharmacologie.** 8ᵉ édition,
1 vol. in-18, cart., de 660 pages............ ...... 4 fr.

DUJARDIN-BEAUMETZ et ÉGASSE. — Les plantes médicinales, indigènes et exotiques, leurs usages thérapeutiques. pharmaceutiques et industriels. 1 beau vol. gr. in-8° de 900 pages, imprimé à deux colonnes. avec 1,050 figures dans le texte et 40 magnifiques planches en chromo hors texte, dessinées d'après nature et tirées en 15 couleurs.
Cart. percal. verte, tête dorée.............. ... . 28 fr.
Broché................ .... 25 fr.

DUJARDIN-BEAUMETZ. — **DICTIONNAIRE DE THÉRAPEUTIQUE**, de matière médicale, de pharmacologie, de toxicologie et des eaux minérales, par Dujardin-Beaumetz, membre de l'Académie de médecine et du Conseil d'hygiène et de salubrité de la Seine, médecin de l'hôpital Cochin. avec de nombreuses figures dans le texte, 4 forts vol. in-4° de 900 pages chacun, imprimés à deux colonnes, avec 800 figures.
Broché.. 100 fr.
Reliures en maroquin, plats toile, tr. peignes... 120 fr.
Les tomes I, II, III, IV se vendent séparément. 25 fr.
Le 1er supplément formant un beau volume a été mis en vente en février 1895.
Broché .... 25 fr.
Relié...... .... 30 fr.

FRANCK (François), membre de l'Académie de médecine, professeur remplaçant au Collège de France. — **Leçons sur les fonctions motrices du cerveau** (réactions volontaires et organiques) et sur l'épilepsie cérébrale, précédées d'une préface du professeur Charcot. 1 vol. gr. in-8°, de 570 p., avec 83 figures........................... 12 fr.

GRANCHER (J.), professeur à la Faculté de médecine de Paris.— **Maladies de l'appareil respiratoire. Tuberculose et Auscultation.** 1 beau vol. de 520 pages, avec figures dans le texte et 2 planches en couleurs hors texte. 10 fr.

HUCHARD (Henri), médecin de l'hôpital Bichat. — **Traité clinique des maladies du cœur et des vaisseaux.** *Leçons de clinique et de thérapeutique :* Les cardiopathies artérielles, maladies de l'hypertension artérielle, artériosclérose généralisée, cardio-sclérose, aortites, angine de poitrine. 2e édit. entièrement remaniée. 1 fort vol. in-8° de 892 p., avec 65 fig. et 4 pl. hors texte............. 16 fr.

HUNTER-MACKENZIE. médecin de l'hôpital pour les maladies de la gorge à Edimbourg. — **Le crachat**, dans ses rapports avec le diagnostic, le pronostic et le traitement des maladies de la gorge et du poumon; traduit de l'anglais par le Dr Petit, avec une préface du professeur, Grancher. 1 vol. in-8° de 200 pages, avec 24 planches tirées, pour la plupart, en couleurs.............. .. 5 fr

KELSCH (A.), médecin principal de première classe, professeur à l'Ecole de médecine et pharmacie militaires du Val-de-Grâce. — **Traité des maladies épidémiques.**
Tome 1er : *Etiologie et physiologie pathologiques générales. Maladies dites saisonnières. Ictère, pleurésie, pneumonie et rhumatisme. Fièvres continues. Typhus.* 1 vol. in-8° de 600 pages. avec figures...................... ... 12 fr.
(Le tome II, qui complètera l'ouvrage et formera également environ 600 pages, est sous presse.)

LAVERAN (A.). médecin principal, professeur à l'Ecole de médecine militaire du Val-de-Grâce.— **Traité des fièvres palustres**, avec la description des microbes du paludisme. Un beau vol. in-8° de 558 pages, avec figures dans le texte...................... .... 10 fr.

LECORCHÉ (E.), professeur agrégé à la Faculté de médecine de Paris, et Ch. Talamon, médecin des hôpitaux. — **Traité de l'Albuminurie et du Mal de Bright.** 1 fort vol. gr. in-8° de 800 pages........ .... 14 fr.

PALMBERG (A.). professeur à l'Université d'Helsingfors. — **Traité de l'hygiène publique.** d'après ses applications dans les différents pays d'Europe (France, Angleterre, Belgique, Allemagne, Autriche, Suède et Finlande), traduit par M. A. Hamon. 1 fort vol. gr. in-8°. de 800 pages, avec 260 figures dans le texte................... 14 fr.

PAULIER (A.-B.), ancien interne des hôpitaux de Paris.— **Manuel de thérapeutique et de matière médicale.** 3e édition, revue, corrigée et très augmentée. 1 beau vol. in-18 de 1,400 pages. avec 150 gravures intercalées dans le texte..................... .... 12 fr.

PENZOLDT (D^r), professeur à l'Université d'Erlangen. **Traité de pharmacologie clinique.** Traduit par les Drs Heymans et de Lantsheere. 1 vol. grand in-8, cart., de 350 pages................................. 12 fr.

PITRES (A.), doyen de la Faculté de médecine de Bordeaux. Leçons cliniques sur l'**Hystérie et l'Hypnotisme**. faites à l'hôpital Saint-André de Bordeaux. 2 vol. gr. in-8 formant 1,100 pages, avec 133 figures dans le texte et 16 pl. hors texte .... 24 fr.

RAYMOND (F.), professeur agrégé à la Faculté de médecine de Paris, médecin de l'hôpital Saint-Antoine. — **Maladies du système nerveux. 1. — Atrophies musculaires et maladies amiotrophiques.** 1 volume. gr. in-8 de 540 pages....... .... 10 fr.

RAYMOND (F.). Maladies du système nerveux. II. —Scléroses systématiques de la moelle. 1 vol. in-8 de 440 pages, avec 122 figures........................... 10 fr.

RENDU (H.), professeur agrégé à la Faculté de médecine de Paris, médecin de l'hôpital Necker. — **Leçons de clinique médicale.** 2 vol. gr. in-8 formant 1,000 p.. 20 fr.

REYNAUD (G. Dᵣ), médecin principal des colonies. — **L'armée coloniale au point de vue de l'hygiène publique.** 1 volume in-8 de 400 pages .... 7 fr.

RICHARD (E.). professeur agrégé à l'Ecole du Val-de-Grâce, membre du Conseil d'hygiène. — **Précis d'Hygiène appliquée.** 1 fort volume in-18. cartonné diamant. de 800 p.. avec 350 figures............................... 9 fr.

SPEHL (E.), professeur à la Faculté de médecine de Bruxelles. — **Manuel d'exploration clinique et de diagnostic médical.** 1 vol. in-8 cartonné. de 663 pages, avec 172 figures dans le texte, dont 6 en couleur (2ᵉ édition)................................... 12 fr. 50

VULPIAN (A.), ancien doyen de la Faculté de médecine. membre de l'Institut et de l'Académie de médecine, médecin de l'hôpital de la Charité, etc. — **Maladies du système nerveux.** Leçons professées à la Faculté de médecine de Paris. 2 vol. gr. in-8 formant 1,300 pages. 32 fr.

VULPIAN (A.). — Leçons sur l'action physiologique des substances toxiques et médicamenteuses. 1 vol. in-8 de 700 pages............................ . . .... 13 fr.

PARIS. — IMPRIMERIE F. LEVÉ. RUE CASSETTE, 17.

www.ingramcontent.com/pod-product-compliance
Ingram Content Group UK Ltd.
Pitfield, Milton Keynes, MK11 3LW, UK
UKHW022022170726
13837UKWH00001B/353